Dhanyānām uttamam dākṣyam, dhanānām uttamam śṛtam
Lābhānām śreyamārogyam, sukhānām tuṣṭiruttamā

(*Mahābhārata*, 3.314.76)

El talento es la mayor de las bendiciones,
la sabiduría es el más raro de los tesoros,
la salud es el más precioso de los bienes,
el deleite es la más exquisita de las alegrías.

B.K.S. Iyengar

Prólogo de Yehudi Menuhin

El arte del Yoga

Kairós

Título original: The Art of Yoga

Primera edición: Abril 2023
ISBN: 978-84-1121-136-9
Depósito legal: B 5.273-2023

Impresión y encuadernación: Litogama. 08030 Barcelona

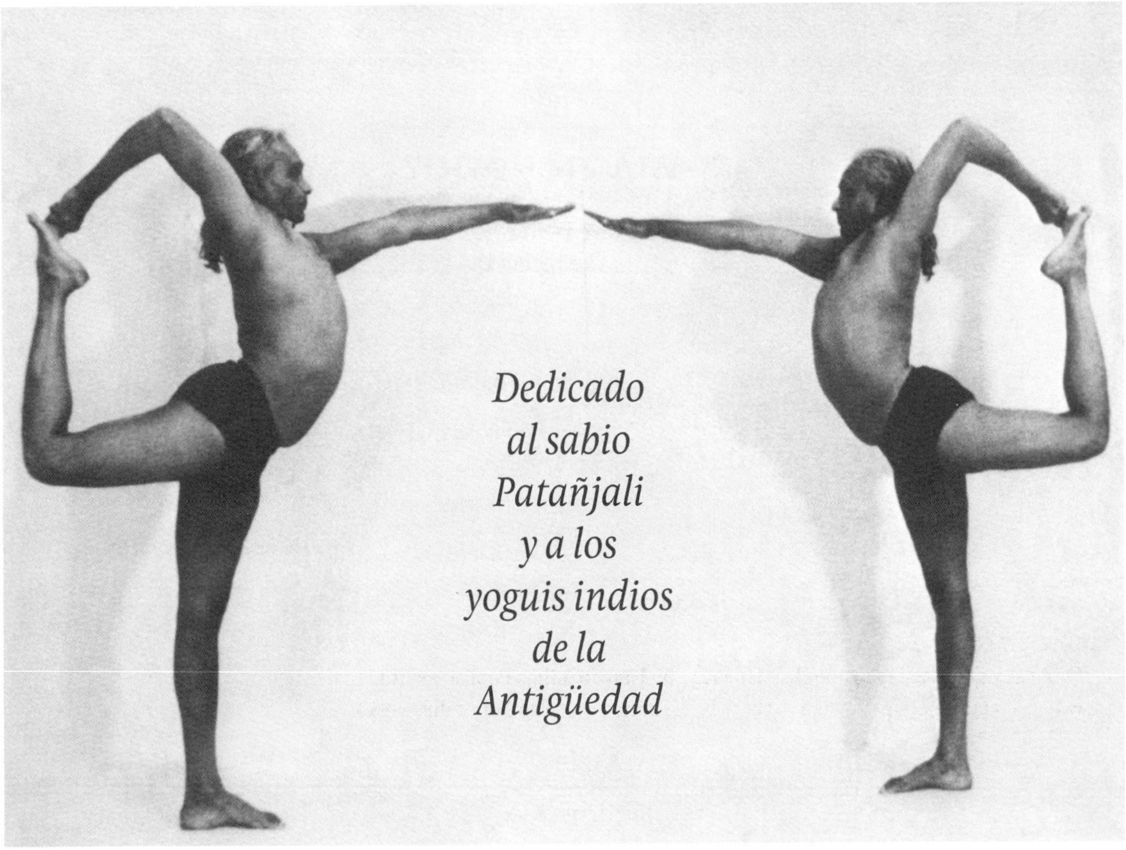

Dedicado
al sabio
Patañjali
y a los
yoguis indios
de la
Antigüedad

B.K.S. Iyengar, mundialmente conocido por su estudio, práctica y enseñanza del yoga, enfoca en esta ocasión su atención a la expresión artística del cuerpo, la mente y el alma a través del yoga.

Quienes estén familiarizados con su obra ya clásica *Luz sobre el Yoga* encontrarán en *El arte del Yoga* un complemento. Si en la obra anterior se explicaban con detalle la técnica de cada postura y la seriedad, claridad y práctica constante necesarias para dominarlas, aquí se destaca la interpretación artística de las posturas que el practicante ya domina; es la siguiente etapa en la práctica del yoga.

> «Cualquier acción realizada con belleza y pureza, y en completa armonía de cuerpo, mente y alma, es arte. De este modo, el arte eleva al artista. Dado que el yoga satisface la esencial necesidad de arte, es un arte».
>
> B.K.S. Iyengar

Sumario

Prólogo

Este hombre extraordinario, Yogāchārya B.K.S. Iyengar, ha comprendido que la dirección inexorable del progreso es desde lo basto hacia lo sutil. También ha experimentado el poder que nace del refinamiento supremo, y el don inmenso de la dicha y el éxtasis que lo acompañan, en contraposición al valor transitorio de los placeres.

¡Qué poder tan formidable el de la física nuclear, el del estudio de las partículas nucleares, los elementos más diminutos de la naturaleza! ¡Qué poder y potencial tan formidables los de la controlada sensibilidad de la precisión y cortesía japonesas! Y, a la vez, ¿quién negaría la dicha, o simplemente la serena plenitud, de contemplar extasiados la belleza de la naturaleza y el arte? El arte, tal y como lo define Iyengar, es una contribución a la sociedad y a la civilización, frente a los aspectos explotadores y negociables del placer.

La dicha, tal y como la entiende el artista, no admite ni explotaciones ni negociaciones, y está arraigada en las experiencias y la dedicación de una vida como la de Iyengar.

YEHUDI MENUHIN
Londres, 1984

Prefacio

El arte es la aplicación de la inteligencia humana al área de expresión elegida para explorar los motivos y objetos de la naturaleza y crear a partir de ellos nuevas ideas, formas y figuras. Es una búsqueda de perfección y verdad. Al igual que el alimento es esencial para sustentar la vida, el arte lo es para que el ser humano profundice en su conocimiento del espíritu.

Cualquier acción realizada con belleza y pureza, y en completa armonía de cuerpo, mente y alma, es arte. De este modo, el arte eleva al artista. Dado que el yoga satisface la esencial necesidad de arte, es un arte. Empieza como expresión artística elemental y encauza nuestros esfuerzos hacia la emulación de lo divino, para que con la ayuda de la partícula divina que hay en nosotros alcancemos la quintaesencia espiritual.

Las acciones de un ser humano reflejan su personalidad mejor que sus palabras. Debido a que el arte más sublime brota del eje de las acciones repetidas, para un artista es muy difícil trascender el campo del arte con palabras. Un arte abarca muchas dimensiones, mientras que la expresión lingüística es limitada. Por eso la esencia del yoga no puede comunicarse por medio del lenguaje, ya que sus fundamentos, como los de cualquier otra disciplina artística, son la imaginación, la repetición, la precisión, la atención al detalle y la creación. Solo la práctica incesante y la constante búsqueda de perfección engendran habilidad, comprensión y sabiduría, y conforman el cuerpo sutil de eso inefable que es el arte.

Los indios se rigen por la tradición en sus prácticas religiosas, filosóficas y artísticas. Parten de los fundamentos que establecieron sus sabios hace milenios. Lo mismo en la música que en la danza, el teatro, la pintura o la escultura, estudian las escrituras ancestrales relacionadas con el arte que han elegido, y trabajan con ellas hasta adquirir la destreza necesaria para desarrollarlas, antes de presentar sus creaciones bajo una nueva luz y como una nueva forma de vida.

El yoga es un arte disciplinario que desarrolla las facultades del cuerpo, la mente y el intelecto. Su propósito es refinar al ser humano. Es un compromiso con un modelo de vida y una vía para vivir con rectitud y sentido. A mí, personalmente, me llevó a explorar y observar las partes de mi cuerpo ocultas, desconocidas, y los movimientos de mi mente. Fue un proceso lento pero constante que me ayudó a emerger con un cuerpo depurado y una mente clara, y desarrollar una personalidad rica, pura y creativa. Me ayudó a alcanzar el elevado propósito de explorar el sí-mismo mientras vivía como cabeza de familia, con esposa e hijos, y desempeñaba una función más amplia en el mundo. En este modo de vida de resolución y compromiso con el yoga, descubrí que cierta esencia y fragancia brotaban dentro de mí. Esa esencia es el arte de conocer mi particular naturaleza interior, y esa fragancia, el estado de mi ser. De ahí que el yoga sea para mí la culminación del arte.

A lo largo de mi vida he tratado de combinar las prácticas yóguicas con el estudio de los escritos que nos legaron los sabios de la antigüedad y con sus experiencias de la práctica del yoga, en especial las de Patañjali. Me esforcé con determinación por que sus pensamientos calaran en mi forma de vida para captar la esencia de sus enseñanzas y entender el significado que se ocultaba tras las concisas formulaciones de los *Yoga Sūtras* y otros textos de yoga. El trabajo, sin embargo, es mío. Igual que el músico toca su instrumento o el escultor cincela una estatua de un bloque de piedra, yo he utilizado mi cuerpo y mi mente como instrumentos y he intentado perfeccionarlos. He trabajado para expandir mi consciencia desde el nivel personal al universal.

Fue Patañjali quien me dio la inspiración para ver y desarrollar el arte del yoga, y para estudiar su filosofía, sus valores espirituales y el poder que entrañan. Encontré igualmente en su tratado directrices para que el yogui-artista viva en sociedad. En ellas recomienda mostrar cordialidad hacia todos, compasión hacia quienes sufren, generosidad con quienes no tienen la fortuna de poder cubrir sus necesidades básicas, y deleite por quienes tienen una posición mejor que la nuestra. Con otras palabras, aconseja indiferencia ante las vicisitudes del mundo para alcanzar paz interior y ecuanimidad hacia todos.[1]

Observar sus detalladas pautas desarrolla las facultades críticas y la toma de conciencia intelectual del ser humano. Poner en práctica sus precisas y profundas instrucciones filosóficas y científicas conduce a la excelencia en cualquiera que sea el campo de acción elegido, tanto si se trata de la práctica artística, médica o terapéutica como si el propósito es alcanzar la emancipación espiritual o profundizar en cualquier otro ámbito de aplicación universal. La obra de Patañjali eleva los esfuerzos del *sādhaka*. Sus *sūtras* ayudan a cada individuo a descubrir y aprovechar al máximo su potencial aplicando los principios yóguicos en su vida personal y en sus quehaceres.

Ni siquiera en la actualidad domino por completo este arte. La perfección parece estar siempre un paso más allá, pero eso no me ha hecho disminuir mis esfuerzos. Cuanto más trabajo, más insignificantes parecen, y, sin embargo, es este «divino descontento» lo que me impulsa a seguir adelante.

Este libro, por lo tanto, se basa en tres aspectos principales: en primer lugar, la interpretación del yoga a la luz de la filosofía de Patañjali, con extensas citas que muestran la relevancia que tiene su obra en el campo del arte; en segundo lugar, mi propio estudio yóguico, mis reflexiones y experiencias de toda una vida, y, en tercer lugar, el trabajo minucioso, diligente y delicado que transformó mis prácticas de yoga en una obra de arte. He escogido treinta *sūtras* de Patañjali que tienen relación con el yoga como arte. La interpretación de su significado se basa en lo que he ido descubriendo al aplicar estos *sūtras* a mi trabajo en el arte del yoga durante casi medio siglo.

Incluso aunque mis palabras no logren transmitir el auténtico significado íntimo de las posturas, he hecho todo lo posible por presentar cada *āsana* en su forma más pura, en la que expresen su propio lenguaje de gracia y belleza. Cada *āsana* se comunica directamente con el ojo que la contempla, que cuanto más la ve, más atraído se siente a experimentar su elegancia, armonía, equilibrio y serenidad.

Espero que mi *Arte del Yoga* inspire a muchos a realizar las *āsanas* con espíritu crítico y de estudio, cultivando el gusto por el refinamiento que es concomitante con el arte. Me alegraré si esta obra aporta dinamismo y fuerza a los practicantes de yoga y enriquece sus vidas con una nueva dimensión en el arte de vivir.

Quiero agradecerle a la señora Eugenie Hammond que sembrara en mí la idea de hacer este libro, y también que haya contribuido con una serie de interesantes observaciones al capítulo sobre el arte de enseñar.

Doy las gracias a mis amigos y alumnos por su ayuda y por reescribir varias veces el texto.

Mi agradecimiento al señor G. G. Welling y a Soni Studio de Pune por tomar las fotografías.

Quiero expresar también mi gratitud a mi estimado amigo y alumno Yehudi Menuhin por su prólogo, y a George Allen & Unwin, de Londres, por publicar mi obra en formato artístico.

B.K.S. Iyengar
Pune, 1984

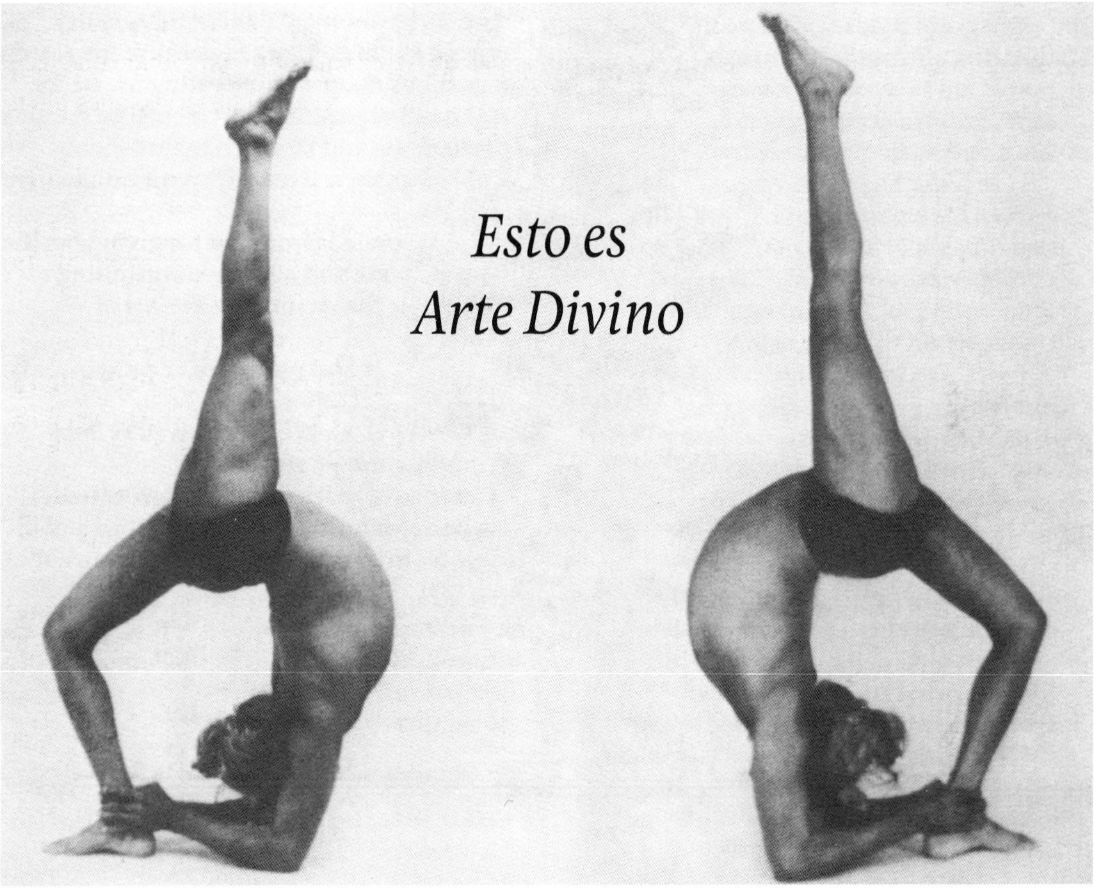
Esto es
Arte Divino

PRIMERA PARTE

EL YOGA: MI ARTE

1. En busca del arte en la práctica yóguica

El arte del Yoga es un complemento de mi libro *Luz sobre el Yoga*. Con la ayuda de este último, los aspirantes aprenderán la técnica de cada *āsana* y, mediante la práctica constante, desarrollarán la meticulosidad y claridad necesarias para realizarlas. *El arte del Yoga* destaca la presentación artística de las *āsanas*. Enfoca la atención del practicante para que pueda observar con detalle la acción de los músculos, la sujeción de las articulaciones, el espaciamiento de los miembros, los movimientos de la piel y, por último, la forma en que todo ello se integra y se traduce en una expresión de exquisito equilibrio y bienestar, gracia y serenidad, elegancia y belleza. Esa soltura con la que se realiza un *āsana* una vez que se domina su técnica, Patañjali la describe como estabilidad del cuerpo, y equilibrio y felicidad de la mente.[2]

Como no nací en una familia de artistas o de yoguis, no tenía ninguna predisposición hacia el yoga. Desde el momento de nacer estuve afectado por una u otra enfermedad, lo cual me hizo desarrollar un cuerpo feo y sin forma. Aunque empecé a practicar yoga para mejorar la salud, no habría podido imaginar ni remotamente en aquellos momentos que un día llegaría a presentarlo de forma artística. Empecé con la sola determinación de obtener de la naturaleza lo que ella de por sí no me daba. Recuperé la salud, pero el destino tenía sus propios planes para mí. Un poder superior, llamémoslo Dios, creó las situaciones propicias para que me tomara esta disciplina muy en serio. A edad temprana, casi nada más empezar a aprender el proceso del yoga, se me pidió que lo enseñara. El reto era formidable y los conocimientos que tenía, escasos; pero esa combinación de reto y falta de conocimientos trajo consigo su recompensa: el aprendizaje me ayudaba a enseñar; la enseñanza me ayudaba a investigar y a aprender. Al mismo tiempo, se me pedía con frecuencia que hiciera demostraciones, lo que suponía una autodisciplina más rigurosa y responsabilidades todavía mayores.

Una cosa es aprender yoga, otra enseñarlo, y otra presentarlo en el escenario ante públicos diversos. Tuve que afinar, tonificar y preparar mi cuerpo como se hace con un instrumento, y moldear mi mente y hacer los ajustes necesarios para desarrollar nuevos modos de práctica, diferentes métodos de enseñanza y nuevas formas de presentación. Como un diamante que refleja la luz desde sus numerosas facetas, el arte expresa diferentes aspectos durante su ejecución, su enseñanza y su presentación. También cambiaba la sensibilidad al adaptar el mismo arte a las diferentes situaciones. Todos estos factores se combinaron para obligarme a avanzar en el desarrollo del yoga.

No tuve a un artista como mentor, así que no me quedó otro remedio que allanarme yo solo el camino aprendiendo a pensar con originalidad, discurriendo nuevas ideas y estudiando todo lo posible los movimientos, la estructura anatómica y la forma de cada *āsana*. Visité cuevas y templos para estudiar las tallas, pinturas y esculturas. Observé las diversas posturas del cuerpo concebidas y representadas por distintos artistas en diferentes épocas. Observé el arrastrarse sigiloso de la vegetación, los anfibios y los reptiles, el vuelo de las aves, los majestuosos movimientos de los animales y el comportamiento humano, y aprendí de todo ello. Teniendo en mente tanto la creación divina como la humana, al ejecutar cada *āsana* empecé a buscar en ellas su máxima expresión, a pesar de mis limitadas capacidades. Profundicé en los *Yoga Sūtras*, y las palabras de Patañjali tuvieron en mí el efecto de un encantamiento; dice que uno debe sumergirse y esmerarse con devoción y dedicación para obtener la percepción directa de la esencia que emana de las prácticas yóguicas.[3] Este sería mi primer principio rector para desarrollar sensibilidad en el arte del yoga.

Aunque casi imperceptiblemente al comienzo, mi mente y mi cuerpo empezaron a revelar algunas de las cualidades que los textos indios clásicos describen como efectos del yoga. Por ejemplo, Patañjali dice que «mediante una práctica excelente del yoga, el practicante desarrolla belleza, elegancia y gracia, potencia y fuerza, compacidad y dureza diamantina, simetría y equilibrio».[4] Svātmārāma, por su parte, explica que el dominio del *haṭha yoga* aporta salud y gracia al cuerpo, una expresión de gozo en el rostro, dulzura y profundidad a la voz, claridad a los ojos, depuración a los nervios y vigor y vitalidad en abundancia.[5] Yo también sentí que el cuerpo perdía su torpeza, entumecimiento y falta de percepción consciente. Empezó a brillar, rebosante de fuerza y salud, y la mente estaba feliz y satisfecha. El yoga dio un nuevo sentido a mi vida. Todos estos cambios me inspiraron y me llevaron a buscar la verdad oculta y la esencia artística en cada *āsana*. Mediante la práctica regular, desarrollé familiaridad con cada una de ellas y pronto empecé a deleitarme con la belleza de cada *āsana* mientras la realizaba.

La presentación de *āsanas* como arte era escasamente conocida en aquel tiempo, de modo que tuve que rebelarme en mi interior y trabajar en las *āsanas* con atención constante y total disciplina para abrir nuevos caminos. Era motivo de alegría superarme de día en día; encontrar nuevos movimientos, significados y matices estéticos en cada *āsana*; aprender, desaprender y aprender de nuevo. De este modo trataba de perfeccionarme, y de descubrir al mismo tiempo mejores y más refinadas formas de presentación, atento siempre a las necesidades del público. Cada vez que hacía una demostración, observaba en cada momento la reacción de los espectadores y, en función de ella, cambiaba tantas veces como fuera necesario mi enfoque y el ángulo desde el que presentaba cada *āsana*, a fin de captar su atención, despertar su curiosidad y avivar su interés por aprender el arte del yoga. Los años de práctica me dieron poco a poco destreza y madurez, y empecé a encontrar el equilibrio. Me fui volviendo indiferente a la respuesta del público, a medida que mi práctica era cada vez más artística en sí misma y expresaba encanto y delicadeza, serena elegancia y paz, armonía y deleite en la presentación.

Cuando empecé, no había un formato definido al que ajustar cada *āsana*, por lo cual me enfrenté a la enorme dificultad de tener que trabajar en territorio desconocido y experimentar con mi cuerpo. A menudo era doloroso; tenía que combatir el pesimismo con optimismo, transformar la apatía en interés. También hacía las *āsanas* delante del espejo para comprobar si mi comprensión de ellas y las sensaciones que me producían eran correctas. Tras años de práctica, pude observar cómo empezaba a revelarse gradualmente la belleza de las *āsanas* mientras las realizaba.

Trabajé sin descanso para sincronizar los movimientos de los miembros, sintiendo con meticulosidad la extensión, la expansión y la creación de espacio para que la inteligencia penetrara el cuerpo entero y la energía pudiera fluir libre y rítmicamente. Con intensa reflexión, práctica asidua y autocontrol, analicé cada movimiento y ajusté cada fibra y músculo del cuerpo. Desarrollé flexibilidad y logré la integración. Practicando con fervor religioso, espíritu de introspección y entrega a Dios –cualidades que Patañjali considera necesarias para la práctica del yoga–,[6] y con una mente abierta, exenta de fanatismo, el talento que con tanto esfuerzo y minuciosidad había cultivado y conseguido adoptó la forma de un don innato.

La práctica elevó mis pensamientos, purificó mi mente, aportó elegancia y equilibrio a cada fibra de mi cuerpo y sublimó mi ego. Me condujo desde la serenidad y la difusión de la consciencia (*citta prasādanam*) hacia la riqueza del alma.

Esta coordinación total unió los movimientos de cuerpo, mente, inteligencia, voluntad y alma. Patañjali describe con exactitud este proceso de transformación; dice: «Los perseverantes esfuerzos cesan cuando se domina el *āsana*; entonces el practicante avanza hacia el infinito y se vuelve uno en su interior».[7] La intensidad y sinceridad de mi práctica me hicieron experimentar esta verdad, cuando el *āsana* y yo nos hacíamos uno. De esa unión brotó un flujo ininterrumpido de devoción, atención, contemplación, belleza y gracia, que culminó en una radiante luz de conocimiento yóguico. Patañjali llama a este conocimiento resultante de la disciplina yóguica *jñānadīpti*.[8] Esta luz penetró mi ser y alumbró en mí la visión de la expresión artística de cada *āsana*, ya estuviera despierto, soñando o dormido.[9]

Con esta inspiración que recibí de la comunión interior y la comunicación exterior, he intentado mostrar con la máxima precisión posible el vínculo fundamental que conecta todas las *āsanas*, aunque cada una de ellas sea una entidad distinta.

Las *āsanas* que se presentan en este libro tienen como único propósito mostrar que un cuerpo mortal –regalo divino de belleza terrenal– se puede explorar, moldear y articular de innumerables y singulares formas para penetrar en los recovecos de la mente y alcanzar las fronteras del espíritu.

2. Definición de arte

Hay muchas obras de arte de inspiración religiosa. Los sabios de la India descubrieron que el ser humano está constituido por tres capas: física, mental y espiritual. Para desarrollar esta trinidad de cuerpo, mente y alma, desarrollaron diversas artes, como el yoga (*yogika*), el atletismo y la lucha (*māllika*), el tiro con arco (*dhānuṣya*), la danza y el teatro (*nṛtya* y *nāṭya*), la música (*sāṅgītika*) y la economía (*vyāvahārika*). El *Śaiva Tantra* enumera sesenta y cuatro artes, que abarcan tanto los campos prácticos y mecánicos como las bellas artes. Estas últimas hacen posible que los seres humanos vivan en armonía, esforzándose sistemáticamente por alcanzar la verdad (*satyam*), la bondad (*śivam*) y la belleza (*sundaram*), ya que cada arte es una revelación de verdad, belleza y perfección.

El arte utiliza la belleza de la naturaleza y la trasciende. Es una comunicación de los sentimientos del artista, una expresión de sus descubrimientos y experiencias interiores. Su desarrollo depende de la necesidad a la que sirve y de la visión del artista. Su propósito es ser estético, inspirador, bello, original, educativo y claro. Su meta última es la divinidad, que el artista trata de transmitir a cada individuo y a la sociedad.

Como dice Śri Aurobindo: «En su verdad fundamental, el arte es nada menos que el aspecto de belleza de la manifestación divina. El arte no es solo la técnica o la forma de la belleza, no es solo el descubrimiento o expresión de la belleza, es la autoexpresión de la consciencia bajo las condiciones de la visión estética y una ejecución perfecta [...]. El arte es capaz de expresar la verdad eterna, no está limitado a la expresión de la forma y la apariencia [...]. El arte es expresión de la belleza más sublime, cuando se iguala a la bondad y la verdad supremas». Subraya que «es necesario que todo ser humano desarrolle su facultad artística, eduque su gusto, plasme en forma y color su sentido de la belleza y su visión interior; y eso que expresa en forma y color, debe realizarlo regularmente con dinamismo, corrección y sensibilidad».[10] Asimismo, para experimentar la divinidad del yoga en su máxima pureza son necesarios años de práctica incansable, y las enseñanzas del yoga deben aplicarse por entero. Sin embargo, todo el mundo puede disfrutar hasta cierto punto los efectos del yoga, ya que inconscientemente todo el mundo practica en cierta medida al menos algunos de los principios yóguicos.

La Madre del *āśram* de Śri Aurobindo dice: «El arte es armonía y belleza vivas que deben expresarse en todos los movimientos de la existencia [...]. Cuando el verdadero artista, aquel que busca su fuente de creatividad en un mundo superior, adopta la práctica del yoga, descubre que su inspiración se vuelve más directa y enérgica, y su expresión, más clara y profunda».[11]

Tolstói, en su libro *¿Qué es el arte?*,[12] clasifica las obras de arte «en tres categorías:

1. Las que destacan por la importancia de su contenido.
2. Las que destacan por su belleza o forma.
3. Las que destacan por su profunda sinceridad.

Las tres ofrecen aproximaciones al arte perfecto y se encuentran inevitablemente dondequiera que haya arte».

El arte es la canalización del talento y la habilidad del individuo en el camino elegido,[13] que se convierte entonces en la religión del sí-mismo (*svadharma*).

Una idea, una palabra, una forma, una visión o un símbolo[14] cautivan la imaginación del artista, que cultiva entonces el interés que han despertado en él hasta experimentar y sentir plenamente su fragancia.[15] Tiene que practicar con la trinidad de cuerpo, mente y alma hasta que su genio brota en forma de revelación. Esto es arte. Estas citas de Patañjali muestran que la concepción y la revelación del arte son intemporales.

El arte en el yoga es la habilidad en la acción, en la que fuerzas contrapuestas son moldeadas hacia la unidad para que hasta el más sutil de los movimientos exprese gracia y equilibrio, elegancia y belleza, sin esfuerzo y al unísono.

Ānanda Coomaraswamy, uno de los críticos de arte más famosos, dice: «Arte es el trabajo manual de factura perfecta». Esta definición indica bien la perfección, la habilidad y el esfuerzo que se requieren para producir una obra de arte. El arte concuerda con la naturaleza y a la vez la trasciende. La naturaleza, dado que es el sujeto y el instrumento u objeto utilizado en la creación artística, se ha de refinar y moldear para que se convierta en arte. El arte no es una fantasía ni un sueño, sino una representación de experiencias que se entretejen e interactúan con la tradición, la cultura y la civilización del artista.

3. Cultura

Las tendencias y los comportamientos humanos son transitorios. Por eso el ser humano tiene que ir más allá de sus ideas momentáneas y cultivar ciertas normas encaminadas a su propio refinamiento y perfeccionamiento. Como dice Patañjali, es necesario unificar deliberadamente las palabras correctas (*śabda*), el significado correcto (*artha*) y el conocimiento correcto (*jñāna*) para que los pensamientos y acciones se sincronicen y despierte en el ser humano una nueva consciencia.[16] Esa nueva consciencia lo conduce entonces, gradual pero certeramente, hacia la esencia de la cultura. Como resultado de esta evolución, su vida se vuelve ideal, sencilla, constructiva, creativa y racional. La visión interior y la sabiduría brotan incesantemente en este ser humano sin ayudas externas y le confieren un carácter especial, carácter que, como dice el sabio Patañjali, es distinto del que se desarrolla a partir de conocimientos oídos, adquiridos, constatados o inferidos.[17] Una vida tan sumamente cultivada es la base de la civilización del mundo.

4. Creatividad

El arte, según la definición de Patañjali, depende de la percepción directa, la imaginación, la inferencia, la proposición, el estudio de las escrituras[18] y un profundo entendimiento (*jñāna*). El artista debe tener una percepción y visión directas o intuitivas. Su arte debe ser una declaración expresa de su meta, y su obra debe tener un significado e interés universales. El artista ha de tener conocimientos suficientes para crear una obra cuyos principios y metas esenciales trasciendan el marco del mero encanto momentáneo. La expresión del arte es espiritual. El producto del proceso creativo debe ser esa «cosa bella» que, en palabras de Keats, «es un goce eterno».

La creatividad puede consistir en la capacidad de producir algo original, totalmente nuevo, o puede ser un redescubrimiento relacionado con normas ya existentes. Pertenece al campo de la mente y la inteligencia, y es evolutiva. De entrada, el arte es empírico, depende del sistema de respuestas motoras y sensoriales y, después, de la memoria, la imaginación, las manipulaciones calculadas, las valoraciones y las decisiones. La creatividad es un proceso constante que acompaña al crecimiento y progreso normales. Es enormemente valiosa y educativa, y participa de esa capacidad de fascinación que toda creación posee. Como cualidad, es un ingrediente esencial en la constitución de todo artista. Sin ella, no hay artista ni arte. La Naturaleza y Dios crean en ininterrumpida y eterna sucesión.

Sin creatividad no hay arte, y sin salud no hay creatividad. Cualquier deterioro de la salud física o mental distrae u obstruye las facultades de concentración y creación. Es cierto que muchos grandes artistas han creado obras de arte pese a padecer muy serias discapacidades que su espíritu creativo tuvo que superar. Incluso hoy en día hay artistas que tienen que superar incalculables impedimentos para crear bellas obras de arte. No obstante, una salud robusta es un valioso complemento para la creación. Algunos artistas han acabado incapacitados por la propia fuerza de su espíritu creativo, que su sistema nervioso, su cuerpo y su mente no pudieron soportar. Produjeron obras maravillosas, pero solo durante un periodo de tiempo breve. Patañjali enumera una serie de obstáculos que complican el proceso creativo, que son: enfermedad, pereza mental, duda, soberbia, pereza física, indisciplina de los sentidos, ilusión, perder de vista el objetivo, incapacidad para mantener el progreso alcanzado,[19] pena, abatimiento, inestabilidad del cuerpo y una respiración irregular.[20] Él recomienda encarecidamente que se practique el yoga para afrontar y superar los obstáculos existentes y protegerse de los que aún no se conocen.[21] La disciplina yóguica aporta claridad a la mente y al intelecto y fortalece el cuerpo, para que la llama creativa siga encendida en el ser humano hasta su último instante.

Por naturaleza, el arte de la creatividad es un proceso doloroso. Cada acto de creación entraña sus particulares dolores. Requiere preparación, flexibilidad mental; a veces exige trabajar con una diligencia implacable, pasar por fases de miedo, malestar, tensión, frustración y abatimiento que invaden la mente del artista y matan su interés. Todas estas aflicciones deben aceptarse como inevitables acompañantes en el azaroso y arduo viaje de la creación artística. Inquebrantable, el artista debe seguir trabajando continuamente (*nirantarābhyāsa*), y utilizar su propio código ético (*yama* y *niyama*), su intelecto sensible (*buddhi*), su recto razonamiento y juicio (*savicāra* y *vivecana*) para lograr la meta deseada. Entonces su inteligencia intuitiva (*sahaja jñāna*) y su visión interior (*antardṛṣṭi*) alcanzan la más elevada claridad de percepción. En palabras de Patañjali, cuando la memoria ha madurado, la mente se vuelve pura y las acciones son perfectas; las impresiones echan raíces firmes y las nociones preconcebidas dejan de interferir; la experimentación llega a su fin y las experiencias se vuelven precisas y cristalinas.[22] La mente tiene cuatro niveles de consciencia: subconsciente, inconsciente, consciente y supraconsciente. En el artista creativo, se funden los cuatro en un profundo estado meditativo supraconsciente que no es sino el estado yóguico de *samādhi*. Entonces, lo que se haya creado se erige como una obra de arte para la posteridad.

5. Belleza (*saundarya*)

El Señor Kṛiṣhṇa dice: «Cualquier ser dotado de belleza, bondad, gloria y poder, sabed que ha brotado de una chispa de mi esplendor».[23] Cuando el corazón se llena de un sentimiento único de alegría y armonía, hay belleza. La belleza unifica todos los sentidos de percepción, la mente, la inteligencia y el alma creando entendimiento entre ellos, así como la capacidad para degustar el sabor y el aroma del arte. El aroma y el sabor difieren según el observador. En un principio se perciben con imprecisión, luego deleitan los sentidos, y por último se revelan con claridad. En la belleza hay equilibrio, orden, forma, simetría y diseño. A través del entregado esfuerzo de toda una vida, nuevas ideas de armonía y equilibrio brotan del alma para una ejecución perfecta, expresión a la vez de serenidad y divinidad. El artista pierde entonces su identidad personal y se convierte en una entidad universal. Esto es «belleza en acción». El arte resplandece desde la llama inmortal del alma del artista, que se expresa a través de su cuerpo, sus sentidos y su mente.

El artista-yogui se conduce a sí mismo al altar sin necesidad de ayuda externa. Utiliza sus músculos, huesos, articulaciones, su inteligencia y su sí-mismo, los dispone en una composición ordenada (*vinyāsa*) y armoniosa, y logra la satisfacción del alma. Así como uno ve la electricidad invisible en forma de luz, también el yogui ve el alma invisible en la forma del cuerpo visible gracias a la presentación yóguica perfecta. En este estado está solo, limpio en cuerpo y mente, con la atención y la voluntad enfocadas, madurez de inteligencia, y naturaleza sencilla e inocente. Rebosa de deleite en la tranquilidad de su consciencia. Por medio de la realización perfecta de *āsana*, *prāṇāyāma* y *dhyāna*, el yogui expresa la auténtica belleza ideal. Esta expresión es la esencia del yoga.

6. El arte y el artista

El arte es la expresión de los sentimientos esenciales del artista y de sus experiencias más elevadas al entrar en contacto con los objetos, pensamientos y personas. La raíz del arte es la imitación o el seguimiento de ejemplos. El arte exige del artista una atención sobrehumana y una inigualable habilidad en cada esfuerzo y acción, que van creando en él un profundo sentido de la belleza. El artista debe tener presentes la tradición y la cultura más elevadas y, al mismo tiempo, ser libre para expresar sus sentimientos y experiencias. El arte es la maravilla de la vida, ya que integra pensamientos, palabras y obras (*manasā*, *vācā* y *kāyā*) en un todo armonioso. Es impersonal y a la vez individualista en sabor, fragancia y delicadeza. El arte es unidad en la diversidad. El artista comienza sin ideas preconcebidas. Adopta diversos medios para alcanzar la perfección valiéndose de sus facultades internas, y logra alcanzar una forma, figura y estabilidad definidas. Finalmente, comprende el verdadero estado de su propio ser.[24] Esta culminación es una de las maravillas del arte. Al igual que la mente es vibrante y está fluyendo siempre, lo mismo ocurre con el arte. Para el artista, cada movimiento y cada pensamiento suponen un reto y un contrarreto, que conscientemente o inconscientemente se proyectan en la presentación de su arte como movimientos de creación, evolución, refinamiento y revelación hasta que alcanzan la madurez.

El verdadero artista crea, evoluciona, y refina, ilumina y revela la belleza que siente, tanto ante sí mismo como ante el público.

La presentación del arte exige del artista un nivel de estética y un sentimiento de reverencia. Incluso la persona común que aún no haya comprendido el significado de la obra de arte debe encontrarla atractiva, emocionante y emancipadora.

La disciplina,[25] la práctica y el desapasionamiento[26] son los elementos esenciales para el dominio de cualquier arte. Sin disciplina y libertad, el arte no puede desarrollarse, ni puede el individuo ser un verdadero artista. Esta es una de las enseñanzas cardinales de Patañjali aplicable a todos los ámbitos. La libertad es la culminación o fruto de la disciplina; sin disciplina, no es posible la libertad.

En el yoga, las prácticas disciplinadas son éticas (*yama* y *niyama*), físicas (*āsana*), fisiológicas (*prāṇāyāma*), mentales (*pratyāhāra* y *dhāraṇā*) y espirituales (*dhyāna* y *samādhi*).[27]

Cuando se realizan con amor al trabajo, fe, vigor, memoria, absorción total y percepción consciente,[28] el yogui es un artista. Cuando el practicante es un yogui consumado, el arte del yoga fluye en él con paz imperturbable, alegría y bienaventuranza.[29] Lo mismo ocurre en todas las artes. Todas las disciplinas y cualidades mentales citadas en los *Yoga Sūtras* deben observarse para que cualquier forma de arte pueda florecer en todo su esplendor.

7. Dos tipos de arte

Hay dos tipos de arte: uno es el arte del placer (*bhoga kalā*) y el otro, el de un éxtasis divino duradero (*yoga kalā*). El arte del placer proporciona bienestar y satisfacción transitorios a los espectadores. Por su carácter placentero, atrae a las masas y recibe su apoyo, lo que pone al artista en estrecho contacto con ellas. Tiene una cualidad estimulante y distractiva, por lo cual puede acabar despertando deseo y lujuria, convertido en *kāma kalā*. *Yoga kalā* es, en cambio, la determinación resuelta[30] por alcanzar la cima del arte sin dejarse desviar por los estímulos y distracciones, lo cual requiere intensidad de propósito y una concentración profundamente penetrante. El artista no se deja atrapar en la red de los sentidos, sino que se dirige con resolución hacia la dicha espiritual. Esta *kalā* lo integra a lo más profundo de su ser.

8. Una combinación

Es fundamental saber combinar *bhoga kalā* y *yoga kalā* para ser un artista de calidad. El dominio exclusivo de *bhoga kalā* convierte al individuo en un esclavo de los sentidos, mientras que el dominio exclusivo de *yoga kalā* hará que esa persona no sea de ningún valor ni provecho para la sociedad. Una mezcla juiciosa de *bhoga kalā* y *yoga kalā* permite al artista presentar su obra con dignidad, carácter, prudencia y serenidad. Entonces la expresión de su arte rebosa de pasión y sentimiento espirituales, y es a la vez ingeniosa, elegante, atractiva, excelente y bella.

9. El artista: científico y filósofo

Las bases de la creación artística son el sosiego, la reflexión, la ciencia y la filosofía. El arte y la belleza están libres de cualquier restricción geográfica, temporal o relacionada con la edad, el sexo o la religión. Dado que el arte se desarrolla con la ayuda de la ciencia y con la filosofía como fondo, en cierto sentido el artista es también un científico y un filósofo. El arte del yoga no es una excepción; de hecho, en la India se considera que todas las formas de arte son yoga. El cuerpo es la morada del alma, el templo tanto del yogui como del artista. El yoga lo abarca todo, desde la piel del cuerpo hasta el alma, y lleva al yogui y al artista desde el plano del cuerpo hacia el plano del espíritu.

El yogui o artista consigue integrar los pensamientos con la fuerza de voluntad (*manobala*) y mantiene así la armonía, dentro de sí mismo y en su expresión exterior. Obtiene inspiración del contacto con lo Divino (*adṛṣṭa bala*), y con fuerza espiritual (*ātma bala*) utiliza su técnica y su destreza para producir una obra que sea síntesis de divina expresión y divina belleza (*divya soundarya*).

10. La meta del yoga

La meta del yoga es alcanzar la perfección del intelecto, tanto de la cabeza como del corazón, para que el artista se entregue a su arte con devoción, verdad y pureza. Esto le exige una renuncia casi drástica al interés por cualquier actividad de la vida que no forme parte del camino elegido.

La mente es inestable y persigue los placeres sensuales. Sin embargo, el arte exige una atención total, centrada, sin divisiones. De ahí que Patañjali explique con brevedad que la mente debe controlarse y luego sublimarse,[31] para que esté al servicio de la naturaleza artística del yoga con su máxima potencia. Como cualquier arte, el yoga requiere exquisita agudeza del intelecto y un estado de alerta de los órganos de percepción. En yoga no hay espíritu competitivo, pero requiere libertad para pensar y reconstruir, con afán de mejorar la presentación. Entonces sobreviene en el yogui la más sublime iluminación. A partir de ese momento, esté donde esté el yogui y haga lo que haga, sus pensamientos están enraizados en la comunión espiritual, que lo lleva al cenit de la vida espiritual.[32]

11. El yoga como arte

El doctor S. Radhakrishnan dice: «El yoga es el arte de abrir las partes inconscientes de nuestro ser, lo que nos permitirá sentir el contacto directo de la consciencia cósmica; más aún, nos infundirá a veces ese contacto».[33]

Sigue diciendo: «No podemos concebir al ser humano como una máquina física a la que se le ha infundido vida espiritual desde el exterior. El cuerpo es el instrumento de expresión de la vida espiritual. Así pues, en lugar de renunciar a la base material, el yogui la acepta como parte del reto espiritual». Sobre el tema de *āsana*, añade: «El yogui se da cuenta de que nuestro cuerpo tiene su propia dignidad, al igual que la mente [...]. Podemos hacer del cuerpo la base de la incontinencia animal o de la fuerza divina [...]. El yoga dice que la perfección del cuerpo consiste en la belleza, la gracia, la fuerza y la dureza diamantina».[34]

Śukrāchārya enumera varias artes en su obra *Śukranītisāra*, e incluye *āsana* entre ellas.

El yoga es un arte en todos sus aspectos, desde el más práctico hasta el más elevado. Es un arte espiritual, pues transforma al *sadhaka* y lo pone en contacto con su alma interior. Es un arte bello, puesto que es estético, expresivo, representativo y emulador. Es un arte visual, ya que el cuerpo está hecho para configurar diseños geométricos, líneas y formas arquitectónicas que sean gratos de contemplar. Es esencialmente un arte útil para el ejecutante, y se presenta como un arte escénico para el espectador.

El arte del yoga es creativo, rítmico en la práctica y de naturaleza individualista. Es ennoblecedor. En él comienza la búsqueda de conocimiento y sabiduría, y se investiga la naturaleza del ser. Igual que experimentan amor el amante y el amado, y sabiduría el pensador y el filósofo, el practicante de yoga analiza, conoce, comprende y experimenta la belleza de la vida.

12. El yoga como ciencia

La ciencia se conoce como *śāstra* o *vidyā*, y el arte como *kalā* (*śāstra* significa orden, mandato, precepto, regla, tratado religioso o científico, cualquier libro sagrado o composición de autoridad divina; *vidyā* significa conocimiento, ciencia, aprendizaje; *kalā* se refiere a toda clase de arte práctico o mecánico o a cualquiera de las bellas artes). La ciencia es conocimiento adquirido, y es objetiva. El arte es conocimiento experimentado; la inteligencia de la experiencia tiene un papel decisivo en él, y es por tanto subjetivo.

De este modo, la música es a la vez *saṅgīta śāstra* y *saṅgīta kalā*; la danza, *nṛtya śāstra* y *nṛtya kalā*; la escultura, *śilpa śāstra* y *śilpa kalā*, y también el yoga se conoce como *yoga śāstra* y *yoga kalā*.

Al igual que todas las demás artes, el yoga es a un tiempo una ciencia y una filosofía. Por eso se hace referencia a él como *yoga śāstra* y también como yoga *darśana*. Dado que el yoga analiza la mente turbulenta y muestra las maneras y medios para alcanzar su meta última que es la libertad, es una ciencia (*śāstra*) y, como ciencia, transmite la verdad. Por otro lado, la práctica del yoga mantiene el cuerpo sano, la mente quieta y pura, y el sí-mismo en estado de beatitud, y es por consiguiente *darśana*. *Darśana* significa visión, ver, actuar, mostrar, exhibir, enseñar, y significa también aspecto o apariencia, doctrina, sistema de filosofía. Así, el aspecto práctico del *yoga darśana* transmite la faceta artística del yoga en toda su precisión y belleza.

13. Las ramas de la ciencia y el arte

La ciencia tiene muchas ramas, como son la química, la medicina, la electrónica, la astronomía, la física, la física nuclear, etcétera. Y asimismo, el arte tiene numerosas ramas, como son el arte básico, el arte útil, doméstico, manual, la fotografía, la carpintería, la joyería, las bellas artes: arquitectura, pintura, escultura, poesía, teatro, danza, música, y el arte divino.

14. Arte y ciencia: similitudes y diferencias

El arte y la ciencia están interrelacionados e interconectados. Ambos exigen estudio, imaginación, disciplina y método. Ambos dependen de la técnica. Todo arte es una ciencia, y toda ciencia, un arte. Por eso es difícil compararlos o establecer una diferencia sustancial entre ellos.

La distinción entre arte y ciencia es muy delicada, una línea tan fina como el filo de una cuchilla. Uno y otra se entrecruzan en muchos puntos y, sin embargo, son diferentes en cuanto a su presentación.

El arte en su fase inicial es ciencia; la ciencia en su dimensión más elevada es arte. Cuando la destreza se aplica a la ciencia, esta se convierte en arte. Las diferencias entre uno y otra son pocas. La ciencia es producto de la inteligencia, mientras que el arte es no solo producto de la inteligencia, sino evolución del alma.

El arte es una forma de aprendizaje, lo cual implica imaginación, práctica, ejecución, transmisión y revelación de unos hechos; la ciencia es cualquier rama de conocimiento sistematizado que teoriza, investiga y refleja hechos o principios de la manera más precisa. El arte pone de manifiesto la calidad de la presentación y es, por tanto, expresivo; la ciencia, mediante la observación, la experimentación y la investigación, ayuda a adquirir conocimientos. El arte es preceptivo; la ciencia, descriptiva. Como los artistas son personas de mentalidad abierta, adoptan rápidamente los cambios. De ahí que las instrucciones y métodos den lugar a manifestaciones distintas dependiendo de cada artista, mientras que en la ciencia los métodos son inalterables porque están organizados sistemáticamente.

El arte muestra las maneras, y la ciencia, los puntos de vista. Aunque lo mismo el arte que la ciencia buscan resultados, tienen cada cual técnicas definidas que seguir. Cada ciencia depende de ciertos principios básicos que actúan como directrices; el arte es un ejercicio de asidua actividad y uso inteligente de las facultades intuitivas.

La ciencia pone a prueba los conocimientos existentes para descubrir nuevos hechos, y es por tanto agridulce. El arte es puro néctar (*amṛta*). Bhavabhūti dice en su *Uttara Rāma Charita* que el arte rebosa de néctar (*amṛtāmātmanaḥ kalām*). El artista saborea la esencia del conocimiento (*rasātmaka jñāna*); el científico experimenta hasta que la adquiere.

15. El yoga como filosofía

La filosofía es la búsqueda de la verdad, una indagación en los principios que subyacen a todo fenómeno. Es una forma de pensar y un ejercicio mental. Ayuda a comprender, y muestra un camino cierto que permitirá vivir una vida pura y noble.

El yogui sabe que todo cuanto existe es manifestación de la divinidad, y cree en que la divinidad está presente en todos los aspectos de la creación. Sabiendo que toda la creación, viviente y no viviente, manifiesta consciencia en diferente grado atendiendo a su estadio de evolución, el yogui se esfuerza por alcanzar las raíces de la filosofía, lo cual lo conduce a la perfección y le muestra el camino hacia la emancipación.

El yoga es *Vedānta*. *Veda* significa conocimiento o saber sagrado, y anta significa frontera o fin. Así, *Vedānta* es el fin del conocimiento. El *Yoga-Vedānta* muestra el camino hacia el arte de vivir una vida útil y fructífera. Es una filosofía que conduce a la culminación de todo conocimiento: el arte de la realización del sí-mismo. Cuando a través de los medios del conocimiento finito el yogui artista alcanza las fronteras del conocimiento que emana de la realización del sí-mismo, se fusiona con el infinito. En ese instante se despoja de la capa de la individualidad, y se vuelve universal.

16. Yoga: el arte básico

Se dice que ni la materia ni el alma tienen principio.[35] Aunque ambas son eternas, la materia es cambiante mientras que el alma es inmutable. Debido a esta eterna relación sustancial, hay energía en ambas. En la filosofía del yoga, el cuerpo se conoce como el campo (*kṣetra*), y el alma, como el conocedor o labrador del campo (*kṣetrajña*), además de como el morador del cuerpo (*antaryāmin*), el sí-mismo (*ātman*) o el sí-mismo individual (*jīvātman*).

Los yoguis dividieron este cuerpo en tres niveles con cinco envolturas (*kośa*). Esos tres niveles se conocen como cuerpo causal (*kāraṇa śarīra*), cuerpo sutil o mental (*sūkṣma śarīra*) y cuerpo basto o físico (*sthūla śarīra*). En estos tres niveles se encuentran las cinco envolturas: anatómica (*annamaya*), fisiológica (*prāṇamaya*), mental o psicológica (*manomaya*), intelectual (*vijñānamaya*) y beatífica o espiritual (*ānandamaya*). El primer nivel y la última envoltura pertenecen al labrador o conocedor del campo (*kṣetrajña*), y los dos últimos niveles y las cuatro primeras envolturas pertenecen al campo o cuerpo.

Cuando se construye una casa, primero se excava la tierra, se ponen los cimientos, se erigen los pilares y luego se colocan los ladrillos y otros materiales unos sobre otros de forma simétrica, firme y uniforme para hacer una morada segura en la que se pueda habitar con comodidad y paz.

Del mismo modo, los diversos aspectos del yoga existen

para hacer que el morador, el alma, viva en paz en su morada que es el cuerpo. La práctica de los *yamas* –no violencia, veracidad, no robar, control de los deseos y no apego a las posesiones– cultiva y protege los órganos de acción (*karmendriya*). La práctica de los *niyamas* –salud interior y exterior, deleite en el sí-mismo, deseo de esforzarse por alcanzar la perfección, autoanálisis y humildad– disciplina los sentidos de percepción (*jñānendriya*). La ejecución perfecta de las numerosas *āsanas* mantiene sano el organismo entero; *prāṇāyāma* energiza en un flujo ininterrumpido la totalidad del sistema celular, y *pratyāhāra* aquieta la mente oscilante. Cuando todo esto se consigue, sobreviene el matrimonio divino entre el campo y el conocedor del campo. De este modo, el yoga es un arte básico en el que los tres niveles y las cinco envolturas, como una sola unidad, penetran desde la piel hasta el sí-mismo y desde el sí-mismo hacia el exterior, hasta la piel.

Así pues, la estructura del cuerpo, la utilización de la energía y la adquisición de conocimiento pertenecen al ámbito de la ciencia yóguica. El análisis objetivo del cuerpo, su experimentación práctica, y su conocimiento experiencial que trasciende y se transforma en inteligencia decisiva (*vyavasāyātmikā buddhi*) pertenecen al ámbito del arte yóguico. Como ciencia, el yoga es totalmente teórico, objetivo e impersonal. Como arte, es totalmente práctico, subjetivo y personal.

17. Yoga: un arte espiritual

Yoga kalā pertenece al campo de las emociones, los instintos, las intuiciones y las percepciones interiores (*antaḥkaraṇa*). Se guía por la aplicación de unos principios que las prácticas y experiencias yóguicas hacen aflorar a la superficie; el yogui siente así cómo el conocimiento analítico y el conocimiento experiencial o factual se sincronizan. Esta sincronización o armonía es la meta de todo arte, y lo mismo ocurre en el yoga. Es una educación que refina mental y espiritualmente al practicante y lo eleva a un estado de excelencia, que rebosa de gusto, elegancia y gracia.

El propósito del yoga es desarrollar el cuerpo, disciplinar la mente y estabilizar las emociones para refinar al ser humano en su totalidad. Crea perfecta concordia entre las fuerzas dispares del cuerpo, los músculos, las articulaciones, los miembros, el sistema endocrino, y los aparatos circulatorio, respiratorio, digestivo, reproductor, y excretor. Integra asimismo los sentidos de percepción, la mente, la inteligencia, la fuerza de voluntad y la consciencia con el sí-mismo, y hace que trabajen en armonía. Acaba con la división de cuerpo, mente y alma. En palabras de los *Yoga Sūtras*, no queda ya ningún opuesto.[36] El fin del yoga, como de cualquier arte, es lograr y expresar felicidad, contento, plenitud, libertad y beatitud para alcanzar la cumbre de la existencia indivisible. El *Ahirbudhnya Saṁhitā* dice en palabras muy sencillas que el yoga consiste en hacer que el Sí-mismo realizado (*jīvātman*) se funda en el Alma Universal (*Paramātman*).[37]

El yoga es una disciplina psicoespiritual que conecta al practicante con el objeto de la contemplación. El Señor Kṛishṇa se refiere a él como un medio para lograr ecuanimidad, armonía y equilibrio de pensamiento y acción en el ser humano.[38] Patañjali habla de un esfuerzo resuelto y un flujo de contemplación ininterrumpido.[39] El yogui controla y conjuga los movimientos del cuerpo y los integra con su consciencia, y avanza de este modo en el camino hacia el Supremo. El yoga, según la *Gītā*, ayuda a desarrollar excelencia en la ejecución de las acciones, así como virtuosismo en la presentación del arte.[40]

El pintor selecciona sus materiales de trabajo: el lienzo, los pinceles y las pinturas. El músico estudia composición, las notas, los tonos y las escalas. El poeta se sirve de palabras, métrica, rimas y cadencias. El escultor selecciona el mármol, la arcilla y las herramientas. El bailarín elige la dinámica, los pasos rítmicos, el vestuario y la escenografía adecuados. Todo artista necesita un soporte para su arte: el laúd, el violín, la flauta, el arpa, el piano, el pincel y la pintura, la piedra o los cascabeles de las ajorcas que rodean los tobillos.

En la India, el laúd (*vīṇā*) se considera el instrumento de la Diosa del Conocimiento, Saraswatī, ya que es un instrumento perfecto en el que se pueden interpretar *rāgas* sin instrumentos de acompañamiento. El *rāga* es una combinación ordenada de exquisitas y delicadas vibraciones sonoras coordinadas con armonía, ritmo y resonancia que el músico explora por medio de su instrumento.

El yogui trata los vehículos de su sí-mismo como instrumentos, y los explora con el máximo detalle para que la Diosa del Conocimiento fluya a través de él en forma de inteligencia, y alcanzar así la unidad de cuerpo, mente y sí-mismo. Compara la estructura de su cuerpo con la del laúd: la sede de su cerebro es la caja de resonancia superior; la columna vertebral, el mástil del laúd; las vértebras son los trastes, y las cuerdas, el sistema nervioso. Si la caja de resonancia superior no es redonda y firme, o si tiene agujeros, no se puede hacer que suene el laúd. Al igual que el puente del instrumento ayuda a que vibre la caja de resonancia mediante la destreza de los dedos, por medio de la respiración las fosas nasales dan vitalidad a las vivificantes aspiraciones de yoguis y artistas, quienes uniendo la excelencia intelectual a la acción diestra y delicada alcanzan la cumbre de la perfección sublime. Si el puente no está adecuadamente colocado, o las cuerdas están demasiado tensas, se rompen; o si están demasiado flojas, no es posible producir ningún sonido. Cuando el instrumento está en perfectas condiciones y correctamente afinado, entonces el músico es uno con su instrumento y con la música.

Del mismo modo, el yogui refina su cuerpo y entrelaza las fuerzas sutiles de este instrumento con devoción reverencial y práctica ininterrumpida[41] como ofrenda a la Divinidad. No utiliza lienzo, pincel, pinturas, piedra, martillo ni cincel, mas cincela su propio cuerpo con las *āsanas*, desarrolla los sentidos por medio de la ética, almacena energía a través de la respiración, y con suprema y espléndida belleza armoniza y colorea la consciencia con el brillo de los rayos cósmicos interiores o la luz radiante de su alma. El yogui y su morada se funden en uno, y de ahí en adelante el cuerpo es su cielo en la tierra.

18. Yoga y el yogui: un ejemplo

La diferencia entre el arte del yoga y otras artes es que, en el yoga, el practicante vive en profundo silencio y se vuelve hacia su interior para contemplar y experimentar la luz y belleza interiores y ocultas en las que habitan la verdad y sabiduría incondicionadas.[42] Su obra es su propio arte de vida. Otros artistas siguen el ejemplo de los yoguis y buscan la luz interior, la belleza y la sabiduría. Representan externamente el porte digno y radiante, la conducta elevada y la profunda serenidad del yogui como expresiones de su arte. Así, el yogui es un ejemplo para los demás por haber conquistado el cuerpo, los sentidos y la mente y haberlos integrado con el alma. Él vive en total libertad, desarrolla visión interior (*antardṛṣṭi*) y adquiere un conocimiento iluminador que utiliza para crear nuevas dimensiones para sus expresiones. Una vez alcanzado esto, el yogui avanza de lo conocido a lo desconocido, de lo aparente a lo real, hasta que finalmente el cuerpo (*kṣetra*) se funde con el conocedor del cuerpo –el alma (*kṣetrajña*)– en unión divina. Esta unión divina se produce solo con la práctica y por la gracia de la Luz Radiante de Dios.

Como dice el Señor Kṛiṣhṇa: «Todo ser que nace, sabed que surge por la unión del campo de la naturaleza que es el cuerpo (*kṣetra*) con el conocedor del campo de la naturaleza o cuerpo (*kṣetrajña*), o alma individual (*jīvātman*)».[43] Así, por su facultad de visión interior, brota sin cesar del pozo que hay en su centro el poder creativo del yogui-artista, hasta que alcanza la culminación del arte verdadero y puro.

Referencias de la primera parte

Se han utilizado las siguientes abreviaturas:

Y.S.	*Yoga Sūtras* de Patañjali
H.P.	*Haṭhayoga Pradīpikā*
B.G.	*Bhagavad Gītā*
A.S.	*Ahirbudhnya Saṁhitā*

1. *Maitrī karuṇā muditopekṣāṇām sukhaduḥkha puṇyāpuṇya viṣayāṇāṁ bhāvanātaścittaprasādanam* (*Y.S.*, I.33)
2. *Sthirasukhamāsanam* (*Y.S.*, II.46)
3. *Viṣayavatī vā pravṛttirutpannā manasaḥ sthitinibandhanī* (*Y.S.*, I.35)
4. *Rūpalāvaṇyabalavajrasaṁhananatvāni kāyasampat* (*Y.S.*, III.47)
5. *Vapuḥ kṛśātvaṁ vadane prasannatā nādasphuṭatvaṁ nayane sunirmale arogatā bindujayognidīpanaṁ nāḍīviśuddhirhaṭhasiddhilakṣaṇam* (*H.P.*, II.78)
6. *Tapaḥsvādhyāyeśvarapraṇidhānāni kriyāyogaḥ* (*Y.S.*, II.1)
7. *Prayatnaśaithilyānantasamāpattibhyām* (*Y.S.*, II.47)
8. *Yogāṅgānuṣṭhānādaśuddhikṣaye jñānadīptirāvivekakhyāteḥ* (*Y.S.*, II.28)
9. *Svapnanidrājñānālambanaṁ vā* (*Y.S.*, I.38)
10. *Art: Revelation of Beauty*
11. *Art: Revelation of Beauty*
12. Publicado (entre otras versiones en castellano) por Editorial Eneida, con traducción de Olga Sokolov (2013)
13. *Yathābhimata dhyānādvā* (*Y.S.*, I.39)
14. *Tasya vācakaḥ praṇavaḥ* (*Y.S.*, I.27)
15. *Tajjapaḥ tadarthabhāvanam* (*Y.S.*, I.28)
16. *Tatra śabdārthajñānavikalpaiḥ saṅkīrṇā savitarkā samāpattiḥ* (*Y.S.*, I.42)

17. *Śrutānumānaprajñābhyāmanyaviṣayā viśeṣārthatvāt* (*Y.S.*, I.49)
18. *Pratyakṣānumānāgamāḥ pramāṇāni* (*Y.S.*, I.7)
19. *Vyādhistyāna saṁśayapramādālasyāviratibhrāntidarśanā labdhabhūmikatvānavasthitatvāni cittavikṣepāstentarāyāḥ* (*Y.S.*, I.30)
20. *Duḥkhadaurmanasyāṅgamejayatva śvāsapraśvāsā vikṣepasahabhuvaḥ* (*Y.S.*, I.31)
21. *Heyaṁ duḥkhamanāgatam* (*Y.S.*, II.16)
22. *Smṛtipariśuddhau svarūpaśūnyevārthamātranirbhāsā nirvitarkā* (*Y.S.*, I.43)
23. *Yadyadvibhūtimatsattvaṁ śrīmad ūrjitameva vā tattadevā 'vagaccha tvaṁ mama tejoṁśasaṁbhavam* (*B.G.*, X.41)
24. *Tadā draṣṭuḥ svarūpe 'vasthānam* (*Y.S.*, I.3)
25. *Atha yogānuśāsanam* (*Y.S.*, I.1)
26. *Abhyāsa vairāgyābhyāṁ tannirodhaḥ* (*Y.S.*, I.12)
27. *Yamaniyamāsanaprāṇāyāmapratyāhāra dhāraṇādhyāna samādhayo 'ṣṭāvaṅgāni* (*Y.S.*, II.29)
28. *Śraddhāvīryasmṛtisamādhiprajñāpūrvaka itareṣām* (*Y.S.*, I.20)
29. *Tasya praśāntavāhitā saṁskārāt* (*Y.S.*, III.10)
30. *Tatpratiṣedhārthamekatattvābhyāsaḥ* (*Y.S.*, I.32)
31. *Tataḥ paramā vaśyatendriyāṇām* (*Y.S.*, II.55)
32. *Prasaṁkhyāne 'pyakusīdasya sarvathā vivekakhyāter dharmameghaḥ samādhiḥ* (*Y.S.*, IV.29)
33. *Cultural Heritage of India* (publicado por Ramakrishna Mission Institute of Culture)
34. *Indian Philosophy*, vol. 2 (publicado por George Allen Unwin, Londres)
35. *Prakṛtiṁ puruṣaṁcai'va viddhyanādī ubhāvapi vikārāṁśca guṇāṁścai'va viddhi prakṛtisaṁbhavān* (*B.G.*, XIII.19)
36. *Tato dvandvānabhighātaḥ* (*Y.S.*, II.48)
37. *Saṁyoga yoga ityukto jīvātmāparamātmanaḥ* (*A.S.*, XXXI.15)
38. *Samatvaṁ yogaucyate* (*B.G.*, II.48 [fragmento])
39. *Tatra pratyayaikatānatā dhyānam* (*Y.S.*, III.2)
40. *Yogaḥ karmasu kauśalaṁ* (*B.G.*, II.50 [fragmento])
41. *Sa tu dīrghakālanairantaryasatkāra āsevito dṛḍhabhūmiḥ* (*Y.S.*, I.14)
42. *Ṛtaṁbharā tatra prajñā* (*Y.S.*, I.48)
43. *Kṣetrakṣetrajña saṁyogāt tadviddhibharatarṣabha* (*B.G.*, XIII.26 [fragmento])

SEGUNDA PARTE

YOGA: EL ARTE DE ENSEÑAR

El yoga se ha definido como un arte y una ciencia, por lo que cualquier introducción a un capítulo sobre el arte de enseñar debe tener en cuenta ambos aspectos. Lo que sigue servirá de orientación a quienes deseen enseñar yoga.

El yoga es un arte que se aprende practicando, pero se utiliza como ciencia al enseñar. La enseñanza requiere palabras técnicas para expresar con precisión lo que se ha experimentado. La composición estructural del cuerpo humano es infinitamente compleja. Tiene unas trescientas articulaciones, setecientos músculos, más de nueve mil seiscientos kilómetros de nervios y más de noventa y seis mil kilómetros de vasos sanguíneos, contenido todo ello dentro de una estructura de entre 1,50 y 1,85 metros de altura. Posee numerosos órganos, plexos y glándulas que funcionan de manera coordinada. Además, los detalles de esta estructura son diferentes en cada individuo. Por eso es necesario hacer un estudio de anatomía y fisiología para contar con una base científica a la hora de explicar la formación fisiológica de las *āsanas*, y que los conocimientos adquiridos por la experiencia y la observación puedan traducirse a palabras. Yo empecé experimentando con mi propio cuerpo antes de compartir con otros mis aportaciones.

Como la vida me había enseñado a ser desapasionado, era capaz de observar los estados de ánimo y las tendencias de aquellos a quienes enseñaba, y aprendí a adaptar con facilidad el arte del yoga a las necesidades de cada individuo, incluso en clases con numerosos alumnos. Esto, combinado con el estudio de la anatomía y la fisiología humanas, me ayudó a transmitir mi comunión con el arte mediante una terminología adecuada. Por lo tanto, este capítulo ilustra cómo la expresión correcta enaltece el valor del arte, y qué cualidades se necesitan para llegar a ser un buen profesor.

El arte requiere una enorme autodisciplina. Quien desee dedicarse al yoga como arte debe saber que esto exige disciplina, y su profesor debe enseñarle a desarrollarla desde el primer momento. La autodisciplina implica la voluntad de practicar y mejorar, y estar dispuesto a soportar dolores y malestares en nombre del arte. Significa renunciar a las actividades e intereses que sean una distracción, ya que un artista no puede permitir que nada lo distraiga. El arte yóguico presupone la búsqueda de la virtud, ya que eso dará al artista la claridad mental y la pureza que corresponden a un modo de vida yóguico de altos ideales. La belleza en la vida crea belleza en el arte.

Todo arte, aunque disciplinado, lleva implícita la creatividad, y el profesor debe dar al alumno la libertad de ser creativo. La creatividad aporta alegría y plenitud. Una vez alcanzada la maestría, el artista siente que el arte forma parte de él, que es su medio de expresión y su modo de vida. El artista actúa entonces como vehículo o instrumento de aspiraciones más elevadas y nobles. A través de sus dones, cargados de talento, inspira a otros seres humanos a compartir su visión.

El arte es siempre una musa muy exigente; nunca está satisfecha. En cuanto se alcanza un objetivo, el siguiente asoma en el horizonte. Es un proceso interminable: cada vez que el artista traspasa los límites de lo conocido, lo desconocido retrocede y se aleja. Lo conocido tiene una frontera, mientras que lo desconocido es inconmensurable, ilimitado. Por eso el arte no tiene límites. Así pues, si un artista está satisfecho, su satisfacción es ilusoria, y le seguirá la caída. En el yoga se dice que conseguir un avance es fácil, lo difícil es mantenerlo. Creo que lo mismo ocurre en todas las demás artes.

El arte exige una práctica atenta y constante (*nirantarābhyāsa*). Por esta razón, el yogui-artista sabe que tiene que desarrollar un sentido de autoobservación, independientemente del éxito o fracaso inmediatos. Persevera en sus esfuerzos mediante el control de la respiración (*prāṇāyāma*) y la concentración (*dhāraṇā*). El *prāṇāyāma* le ayuda a tener la rapidez mental para apreciar los detalles sutiles de sus diversos movimientos y acciones. Le aporta estabilidad emocional y sabiduría para discernir. La concentración le hace absorberse en su arte por lo que es en sí. El arte es su camino y su meta.

El arte es la Diosa del Conocimiento. Puede conceder su favor o negarlo, y el artista debe esperar humildemente hasta que ella decida agraciarlo. Sin esta humildad no hay progreso ni aprendizaje, no hay fusión con el arte, ni puede el *sādhaka* ser un artista. El profesor cultiva en el alumno una mente depurada y clara para que él y su mente puedan fundirse con el arte y ser uno. El alumno, por su parte, debe esforzarse también por desarrollar pureza en el arte mediante la disciplina. Debe admitir en sus pensamientos todo lo que es bueno, edificante y auspicioso, y desechar lo superficialmente agradable. Para elevarse a las cimas del arte, debe aprender a superar sus debilidades y defectos. Entonces no sabrá si se ha impulsado a sí mismo a la perfección por su propio fervor y esfuerzo o si el arte ha elegido fluir en él con toda su vibracidad, vigor y pureza.

En el campo del yoga, el profesor guía y entrena al *sādhaka* y hace que salgan a la superficie sus dones y habilidades ocultos, desconocidos. A través de ellos, lo transforma para que se adentre en el refinamiento que hará de su trabajo una obra de arte. El profesor le enseña varias maneras de abordar la práctica con técnicas brillantes, proporcionándole así una base sólida que le permita practicar incesantemente hasta alcanzar la perfección. Estimula además la inteligencia del alumno y le infunde energía para que pueda aplicarse al máximo y moldear su mente y su cuerpo con trabajo arduo y vigilancia constante. De este modo, el *sādhaka* adquiere movilidad y pericia. Es ahora un artista consagrado a captar las sutilezas artísticas que le permitirán expresar su arte con destreza y gracia, finura y belleza.

El profesor establece el nivel de exigencia requerido y señala el camino para que la distancia hasta la meta sea cada vez menor. Enseña con el ejemplo y los preceptos. Es el guía, el guru que enseña al *sādhaka* a mantenerse en pie con firmeza, a caminar y a saltar. Debe tener la habilidad de conocer las necesidades del alumno que este no puede evaluar por sí mismo. Le enseña con amor, teniendo siempre en cuenta qué es lo más provechoso para el alumno. Es firme y exigente con él, y le hace dar lo mejor de sí. Al igual que los padres educan a sus hijos, el profesor eleva al alumno a cada momento. El talento del profesor reside en su capacidad para corregir al alumno a la velocidad del rayo y tomarlo por sorpresa. El alumno debe acoger estas correcciones como un auténtico tesoro. Tal es la cualidad del profesor que inspira al alumno para que adquiera la percepción y visión interior artísticas que lo eleven hacia su meta de perfección y maestría.

En el arte de enseñar yoga, el profesor anima al alumno a pensar y sentir por sí mismo, a explorar el cuerpo y experimentar con las posturas, a estudiar la vida y la naturaleza, a profundizar en el yoga y su filosofía de vida. El profesor cuida de que el alumno desarrolle la capacidad de evaluar, no solo a sí mismo, sino también a sus compañeros practicantes, y se sienta así inspirado para medir la sensibilidad, la sutileza y la vastedad en el campo del yoga.

En el arte, la autodisciplina y el esfuerzo correctamente aplicado actúan como las dos alas del artista con las que se eleva hacia lo sublime. El esfuerzo es la energía propulsora que le infunde resolución y fuerza de voluntad para iniciarse en el arte que ha elegido. Es la enérgica determinación a combatir las debilidades, la frustración y el pesimismo.

El esfuerzo puede ser de dos tipos: mecánico y dinámico. El primero se basa en la repetición; crea un hábito de trabajo y ayuda a conseguir cierta movilidad, pero no iluminación. El esfuerzo dinámico es total, lo que implica una actitud resuelta e intensa. Esa intensidad es esencial para alcanzar la meta. En esta etapa, el *sādhaka*-artista está solo, en un estado mental de equilibrio (*samāhita citta*) frente a los obstáculos y la competitividad, siempre sensible a su arte.

La vida tiene sus escollos, y también los tiene el yoga, que es conforme a la vida. Esos impedimentos pueden ser físicos o mentales, y los unos influyen en los otros. El profesor se los indica al alumno y le ayuda a afrontarlos y a superarlos. Por ejemplo, en las artes físicas, el yoga incluido, existe el riesgo de sufrir lesiones físicas, que, además de ser dolorosas, producen abatimiento mental y depresión, lo que perturba la serenidad y el equilibrio. Si, pongamos por caso, se desgarra un músculo debido a ignorancia, negligencia o entusiasmo excesivo del *sādhaka*, el profesor le hace comprender en profundidad la estructura de la parte lesionada para que pueda tratarla con habilidad. Le muestra cómo debe protegerla y trabajar correctamente en ella, con cuidado y precisión, para ayudar a la fuerza curativa de la naturaleza. Le enseña a realizar otra clase de trabajo postural para que la sensibilidad de la inteligencia siga fluyendo, y mantener viva la esencia del arte.

Las aflicciones mentales están causadas por la falta de percepción consciente interior. La *Bhagavad Gītā* dice que el deseo, la ira y la codicia (*kāma*, *krodha* y *lobha*) deben evitarse, ya que abren la puerta al sufrimiento mental. Crean confusión externa e interna, frenan la actitud y el trabajo artísticos e impiden alcanzar la meta suprema de la vida. El profesor enseña al alumno a reconocerlos y a liberarse de ellos. Sobreviene así en el alumno la paz mental, que le ayuda a entrar en comunión con su arte.

Entonces su arte florece en toda su plenitud de belleza, verdad y pureza. El artista siente que su arte lo enriquece de una manera nueva, y está preparado para inspirar al ser humano y a la sociedad con el encanto mágico de su arte.

TERCERA PARTE

LAS *ĀSANAS*

Triángulo divino de cuerpo, mente y alma

1 *Utthita Trikoṇāsana*

2 *Parivṛtta Trikoṇāsana*

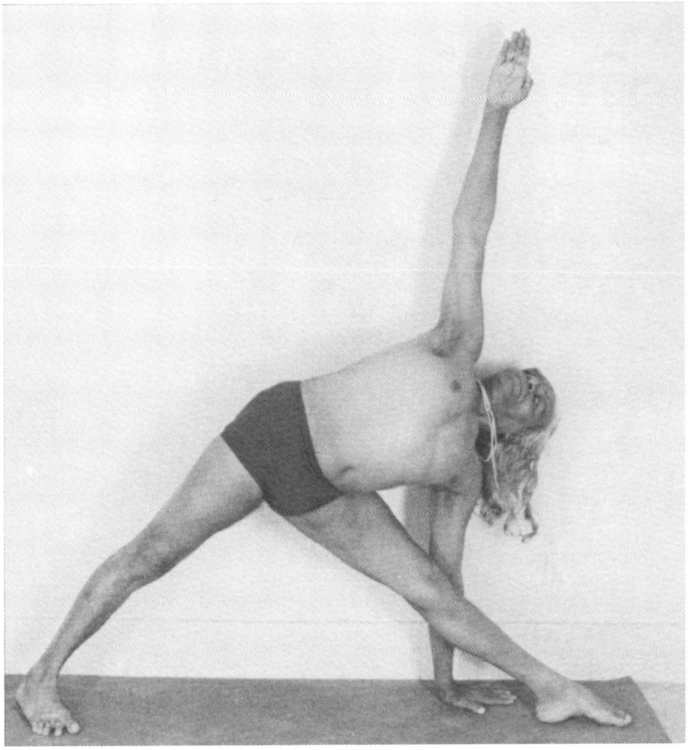

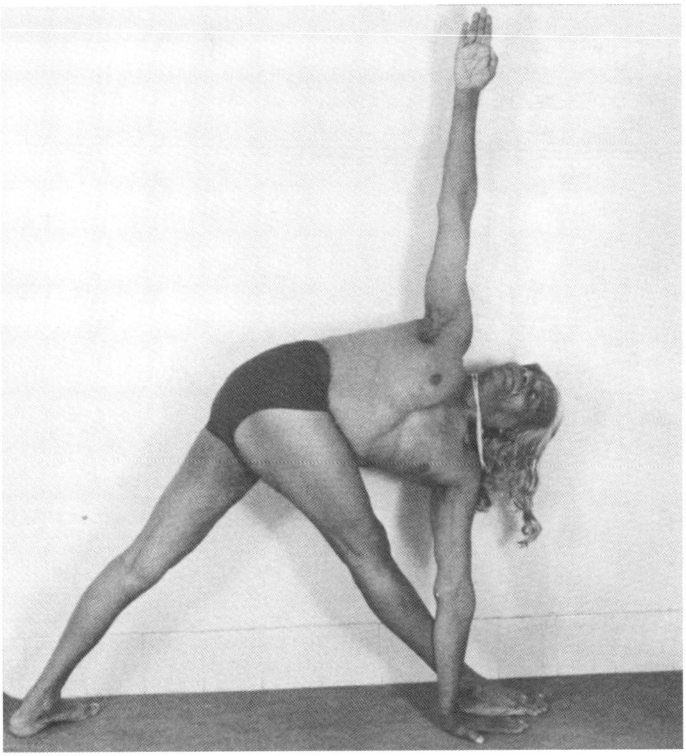

Precisión geométrica rectangular

3, 5 *Utthita Pārśvakoṇāsana*

4, 6 *Parivṛtta Pārśvakoṇāsana*

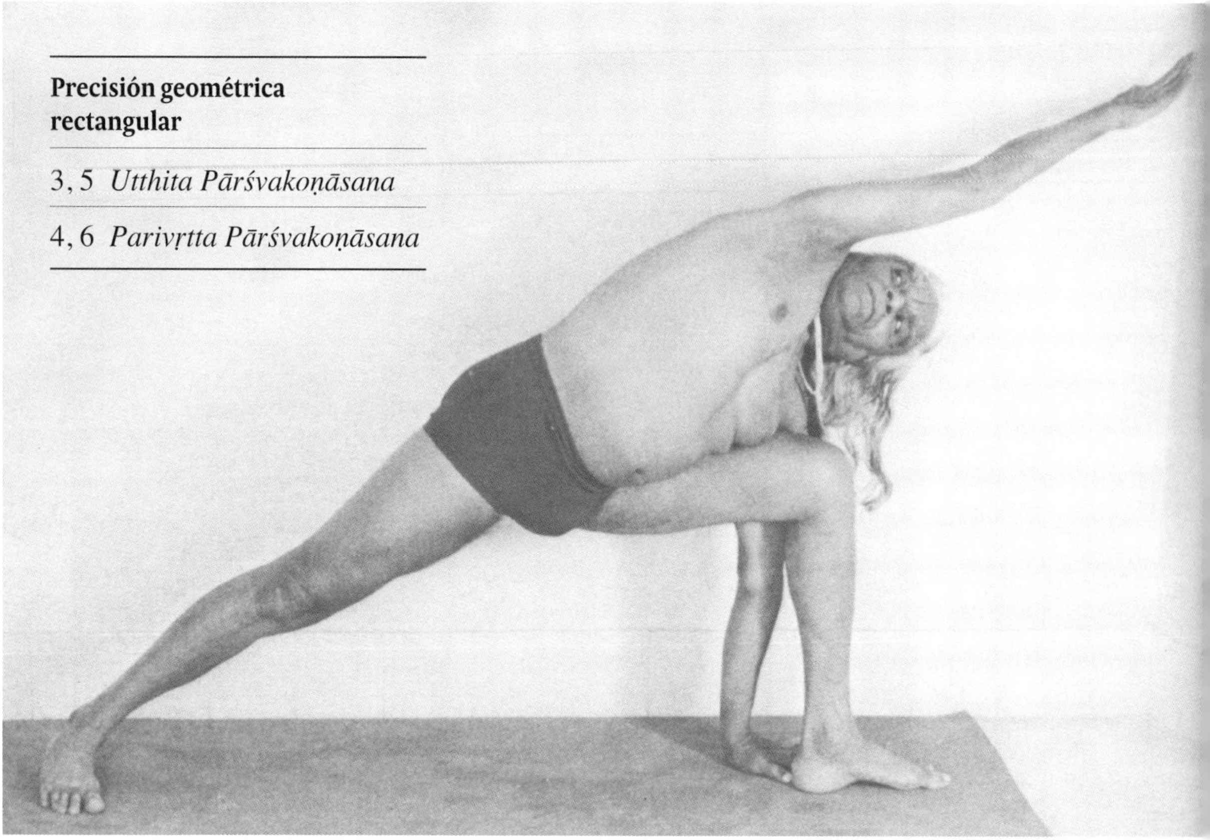

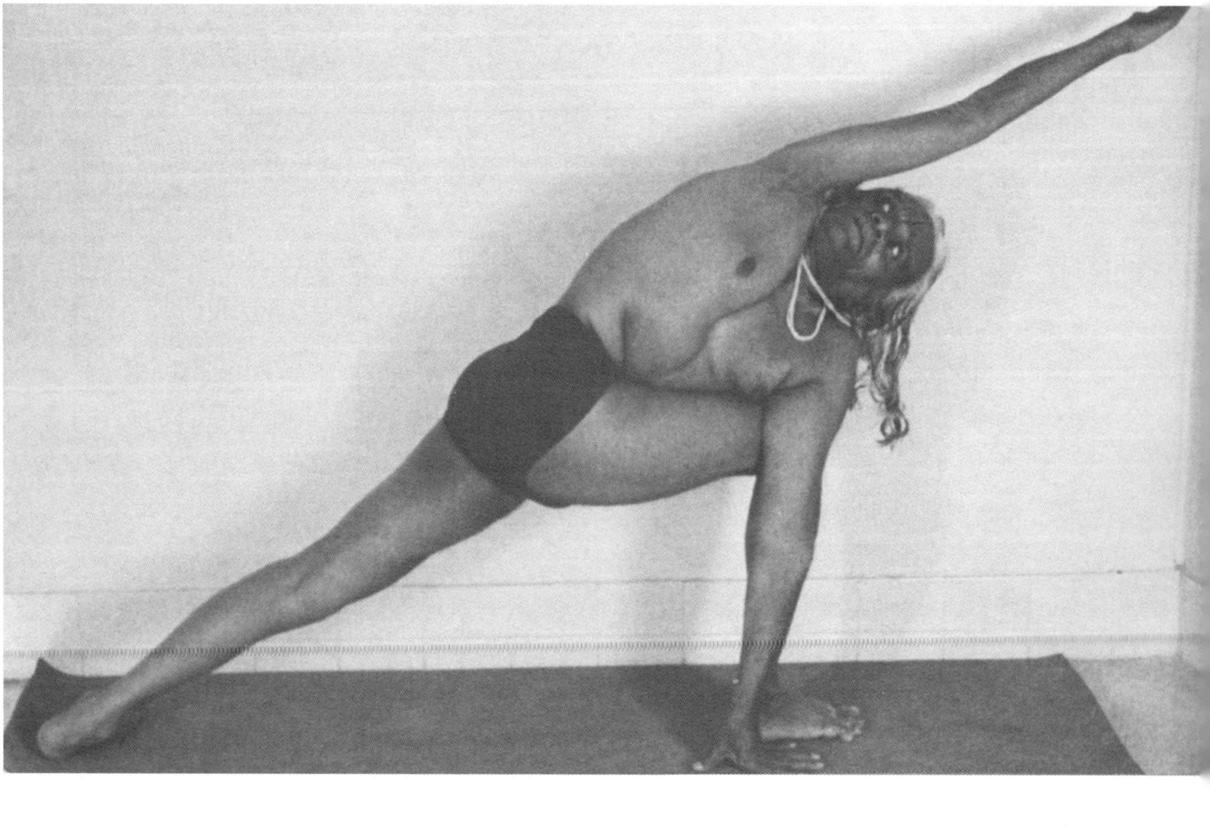

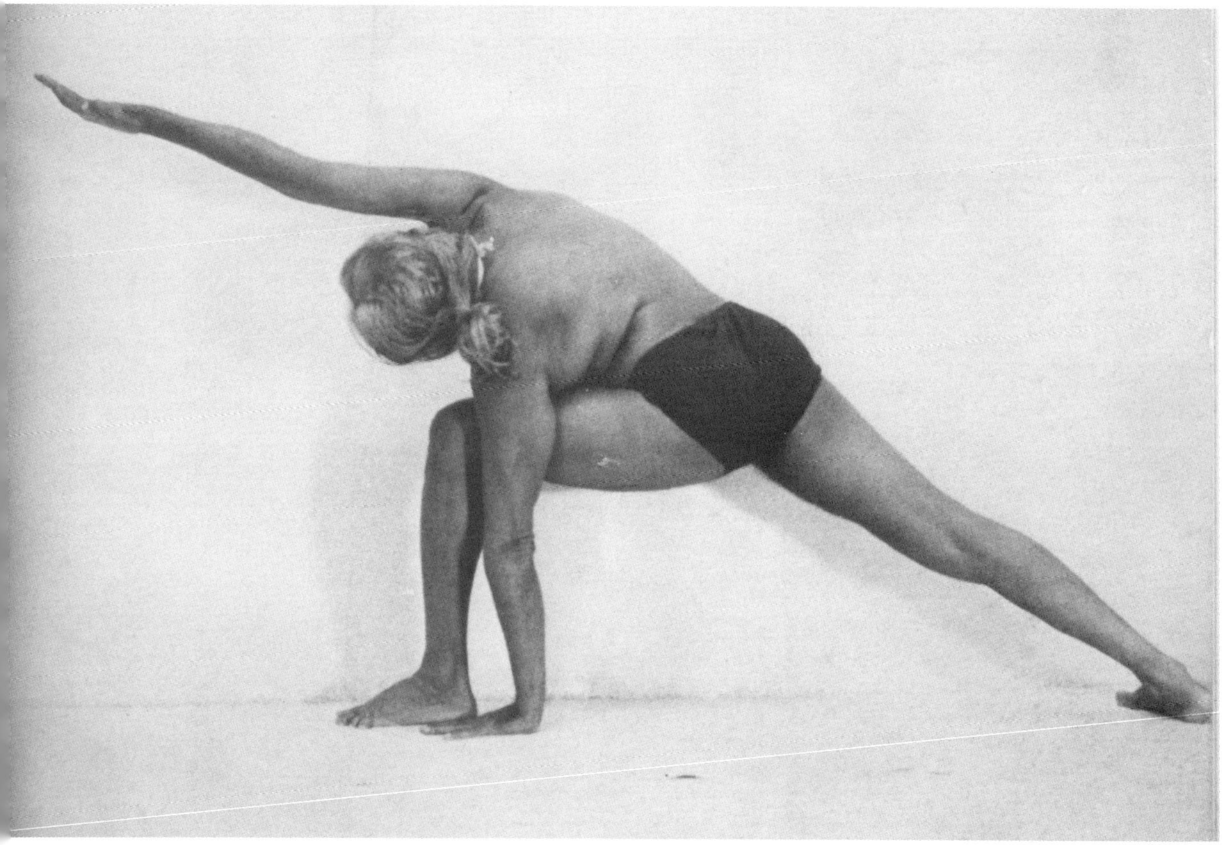

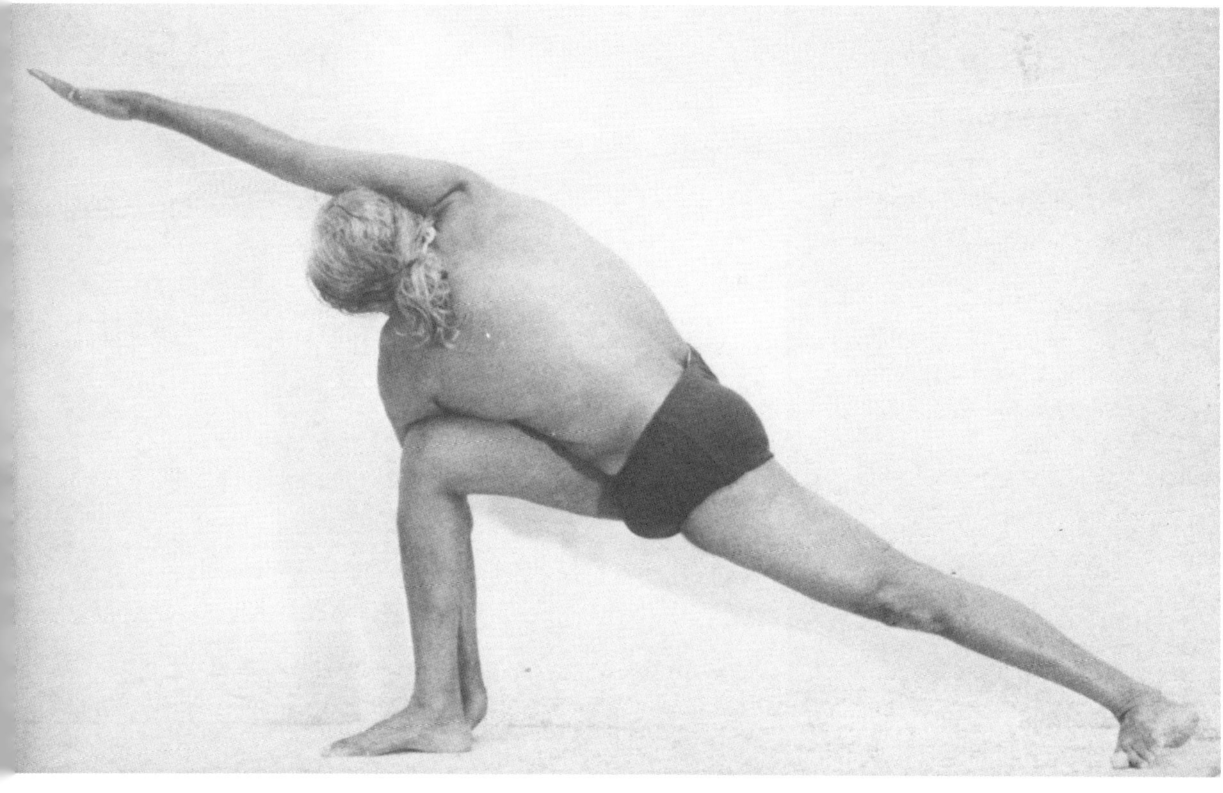

Destello de luz

7 *Utkaṭāsana*

Invocación

8 *Vīrabhadrāsana I*

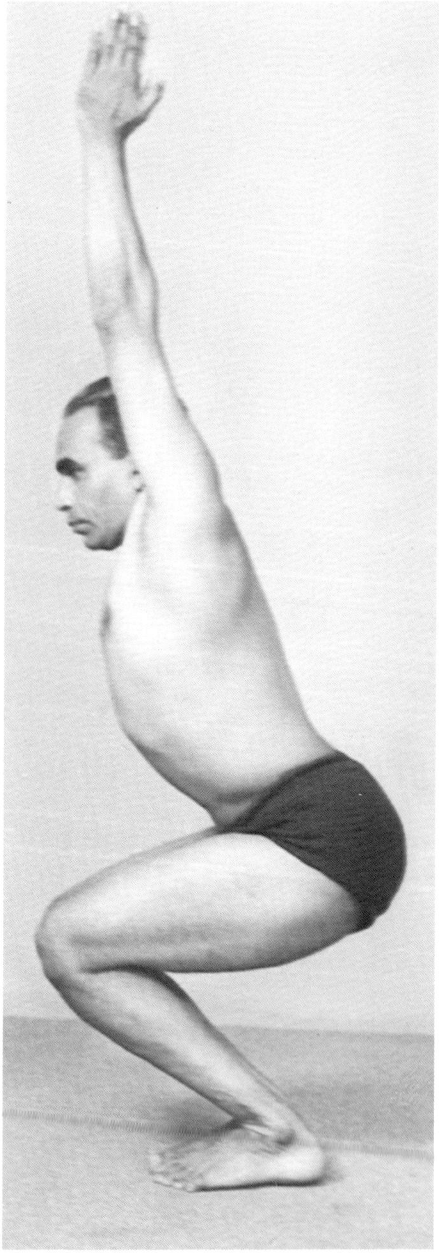

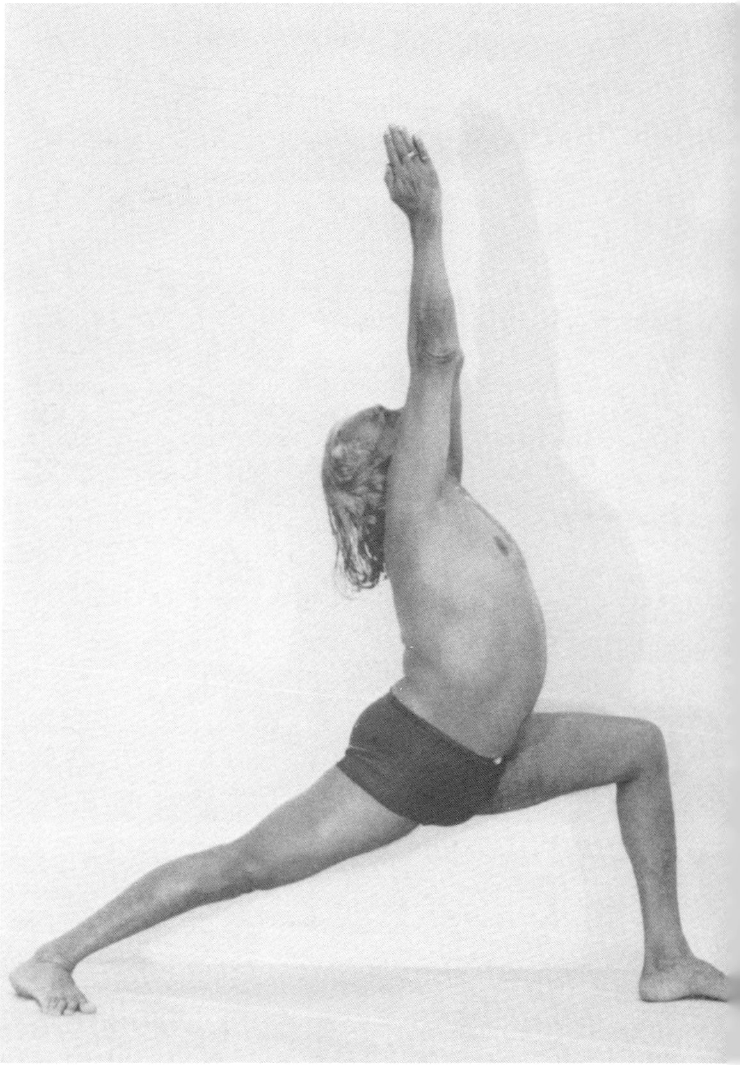

La balanza de la justicia

9 *Vīrabhadrāsana II*

Ataque hacia delante

10 *Vīrabhadrāsana III*

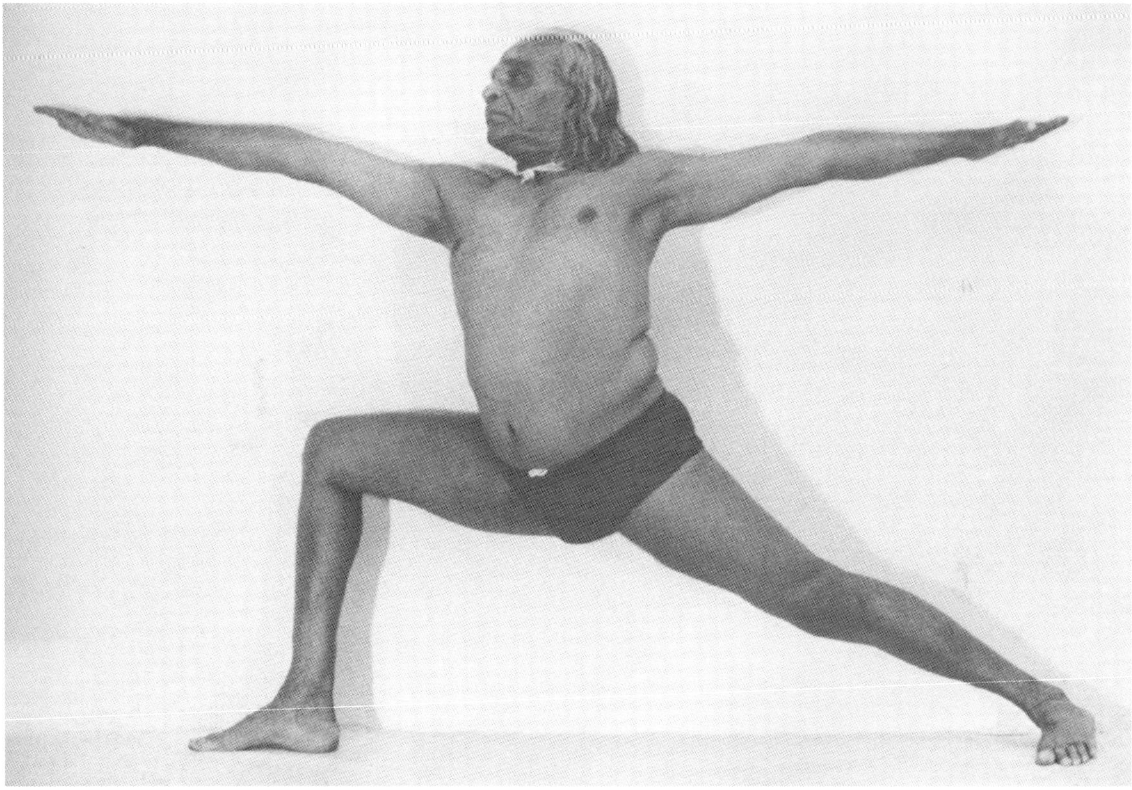

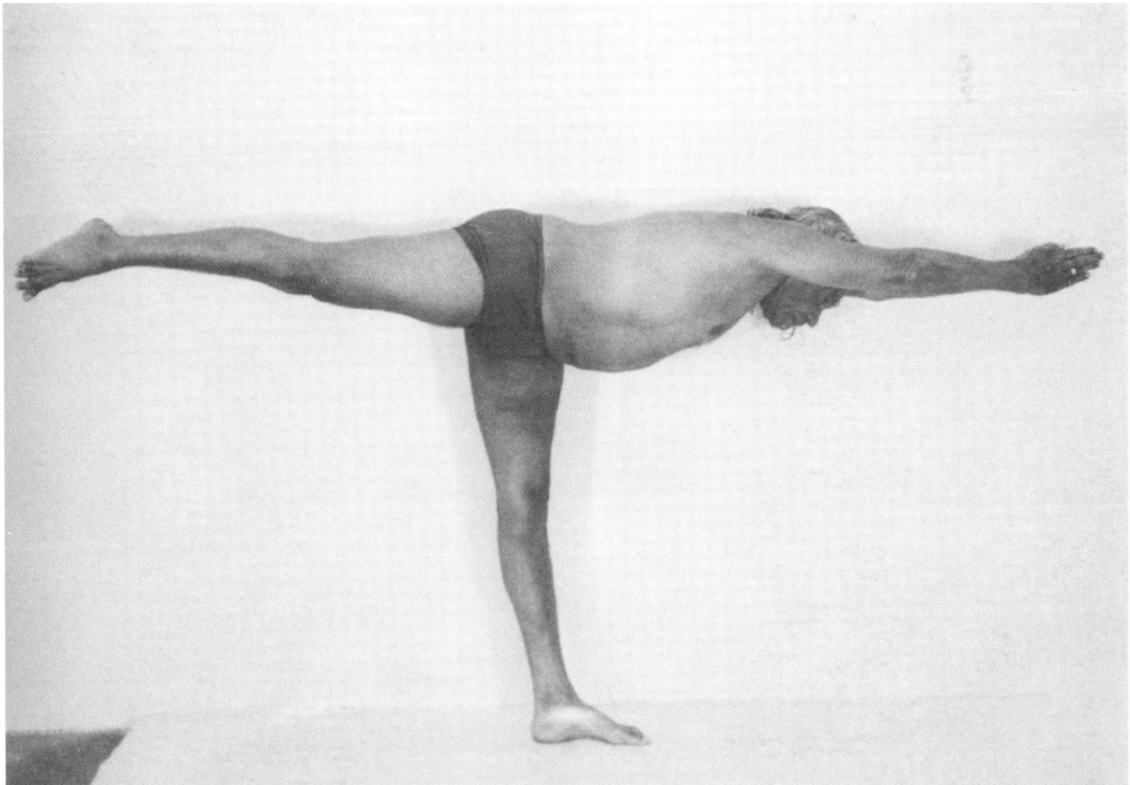

Recibiendo la chispa de la Divinidad

11 *Vīrabhadrāsana III*

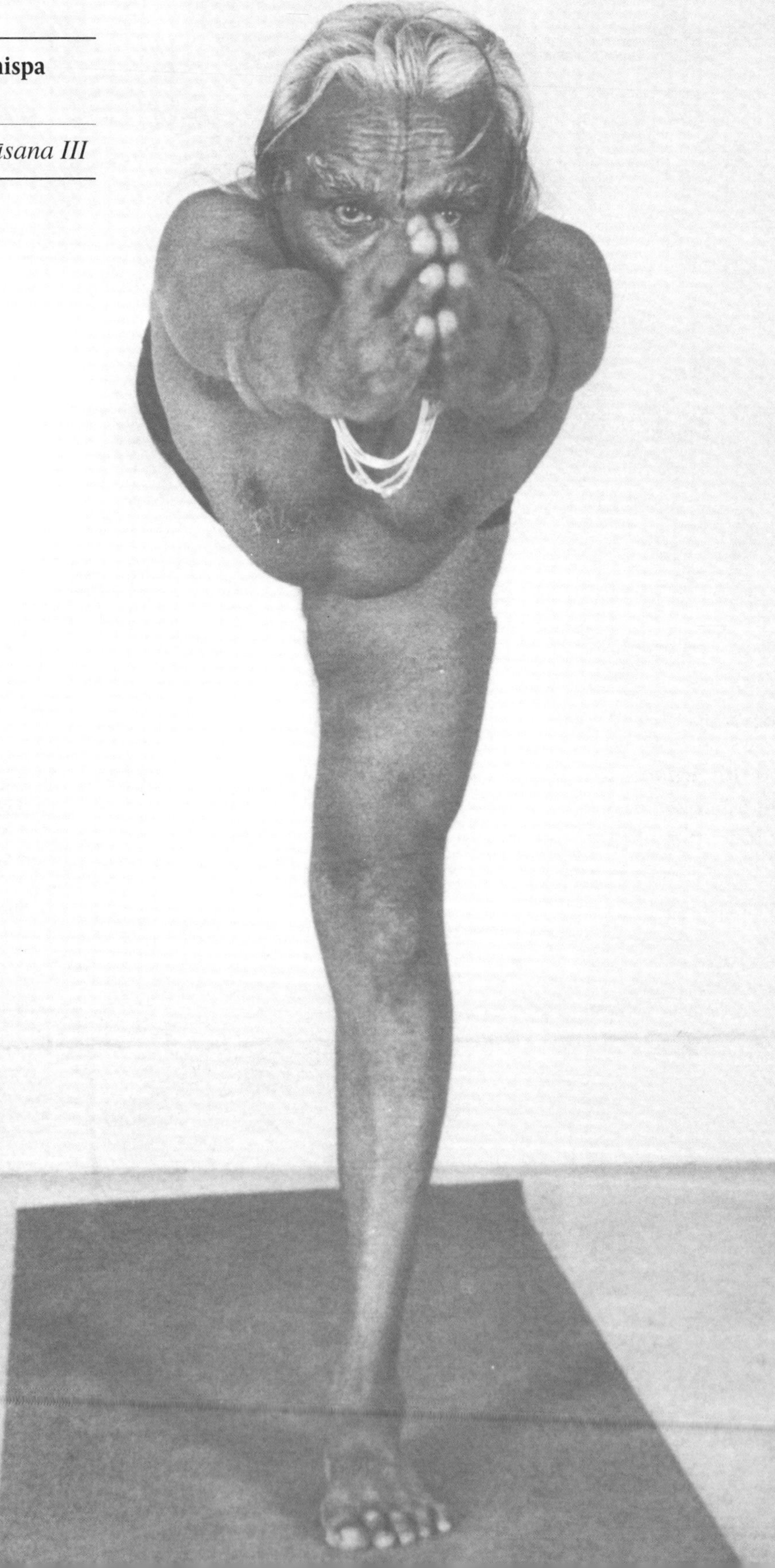

El rayo de luna

12 *Ardha Chandrāsana*

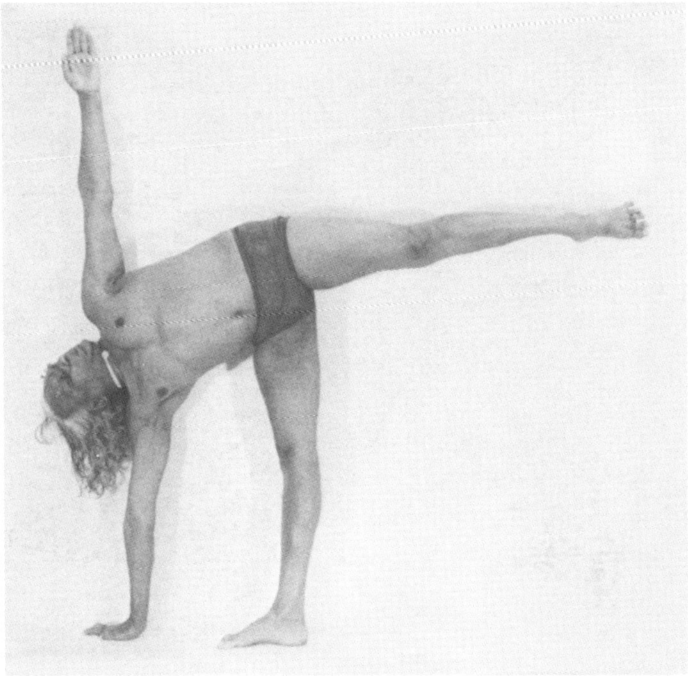

Hechizo lunar

13 *Parivṛtta Ardha Chandrāsana*

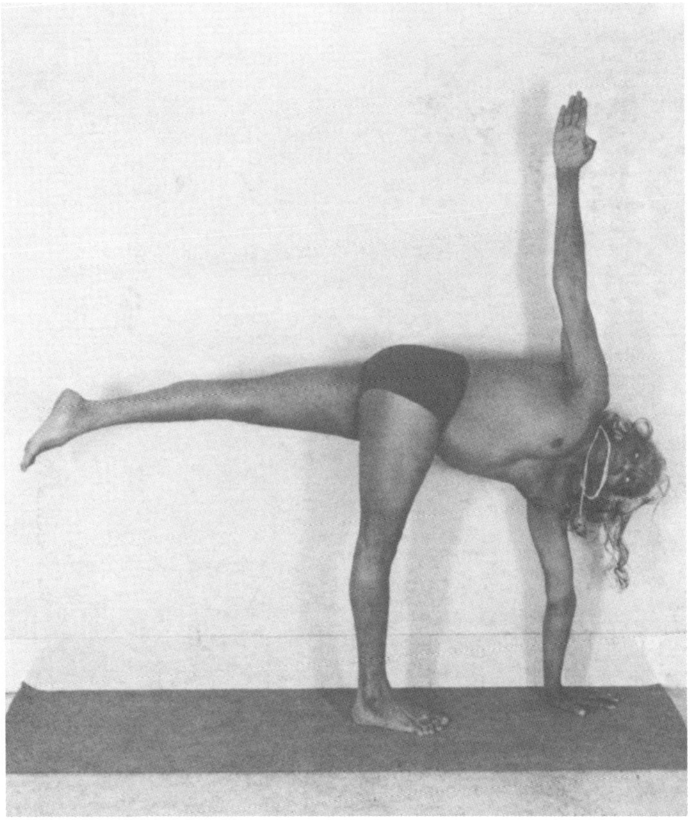

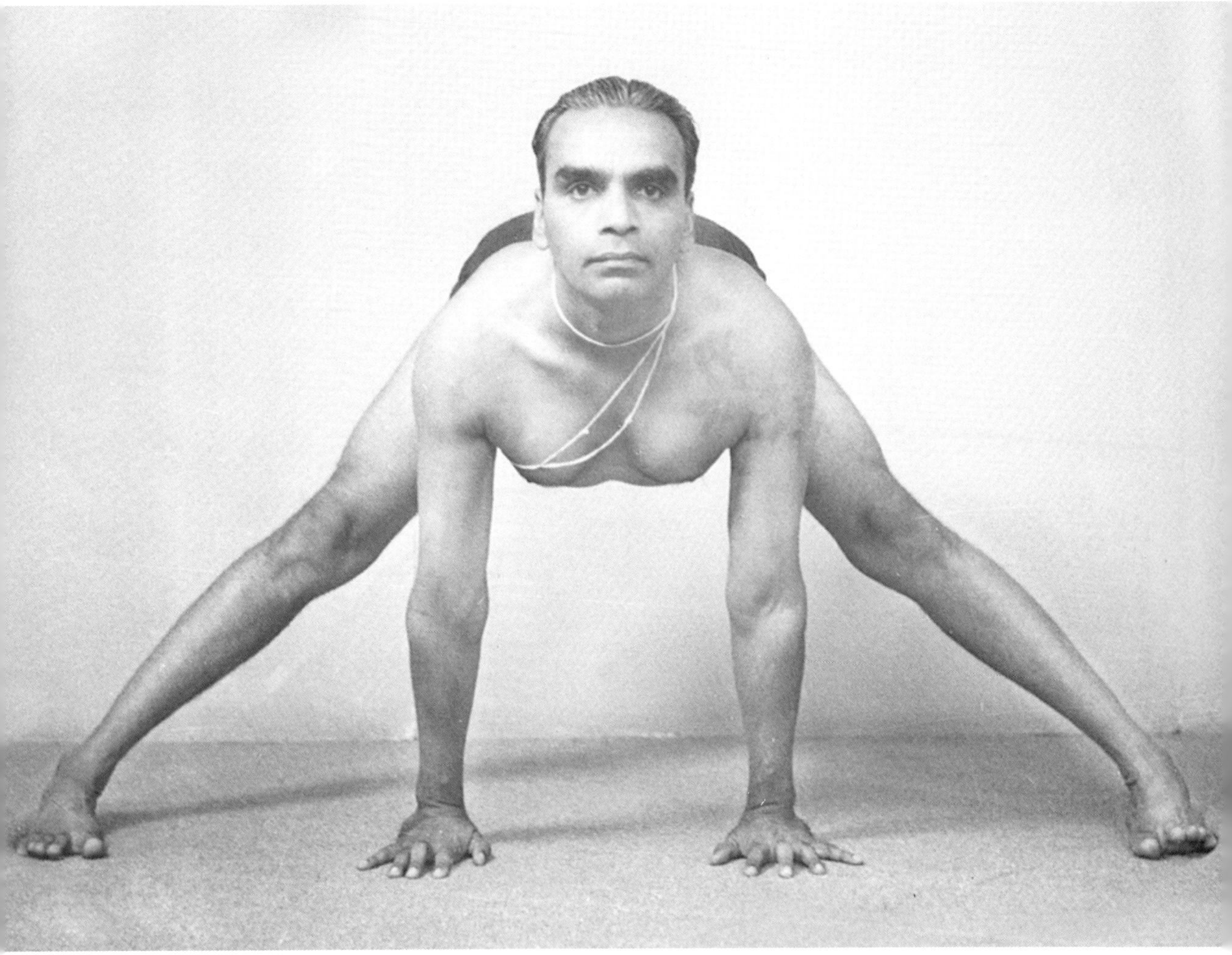

La esfinge

14 *Prasārita Pādōttānāsana I*

Ascenso y descenso

15, 16 *Prasārita Pādōttānāsana I*

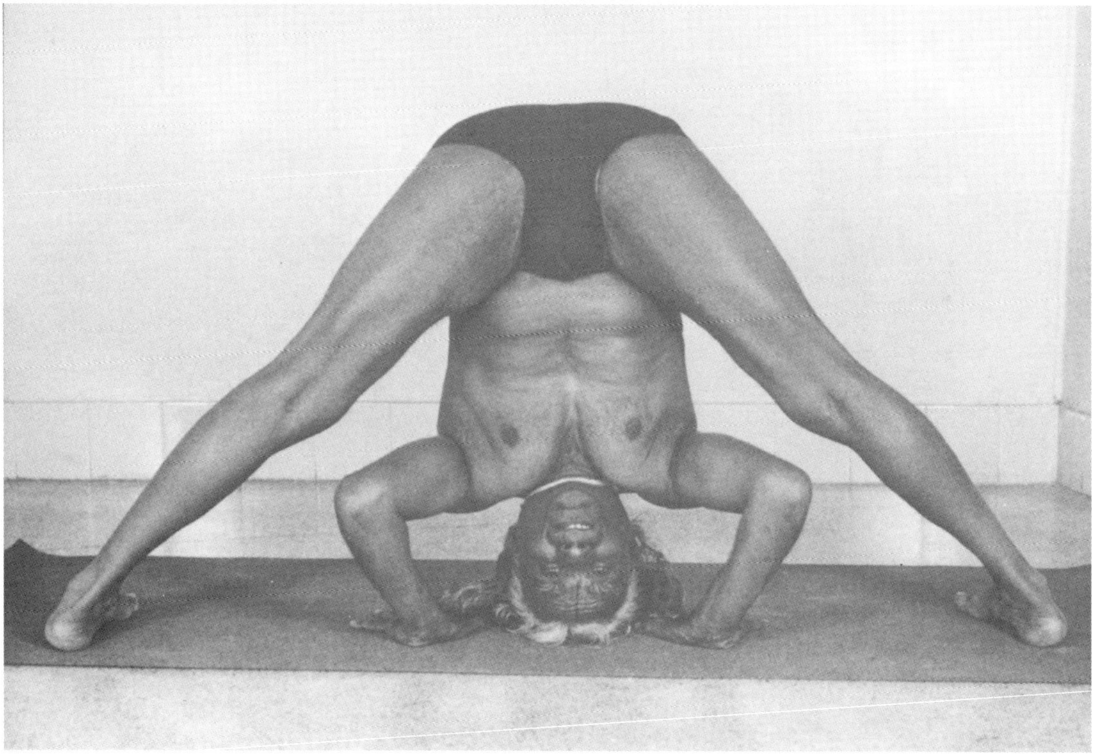

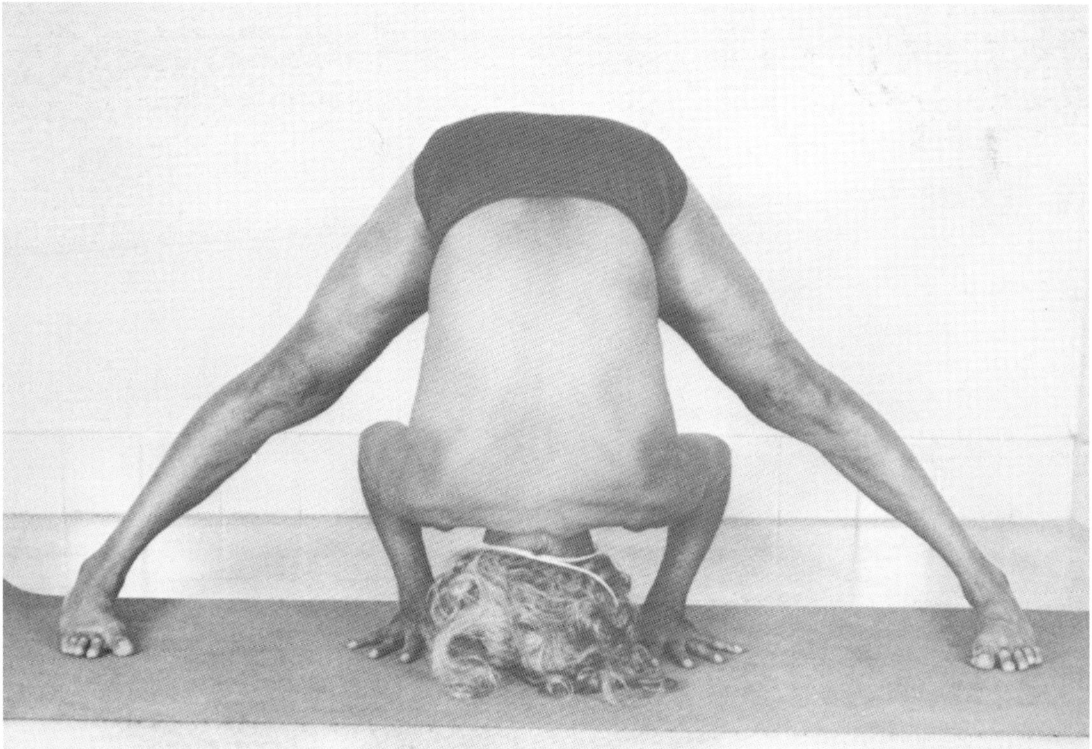

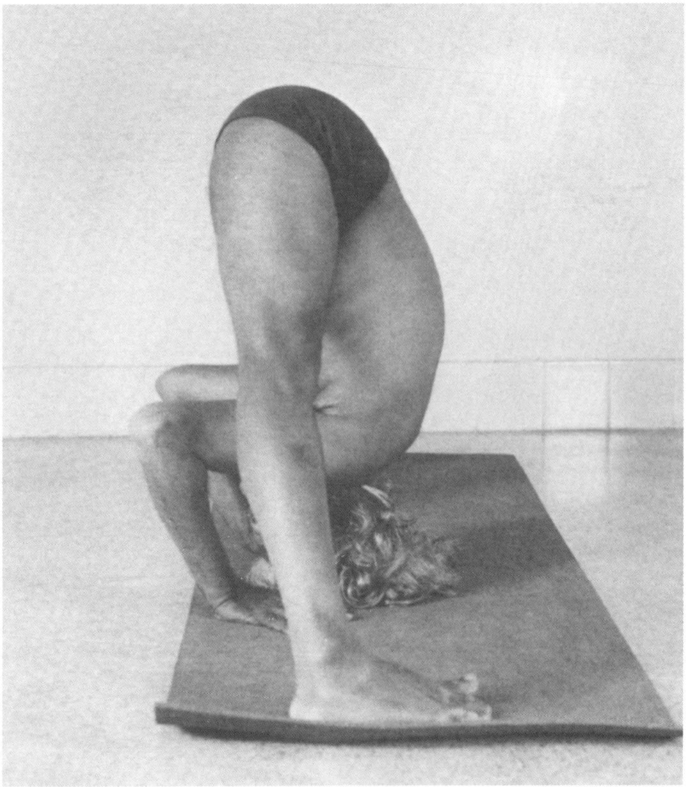

Diamantino

17 *Prasārita Pādōttānāsana I*

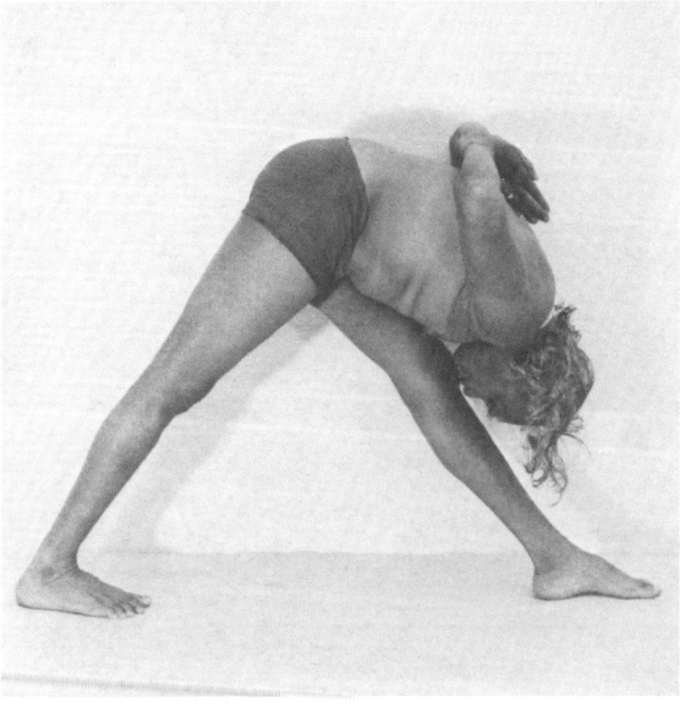

Reverencia al cuerpo

18 *Pārśvōttānāsana*

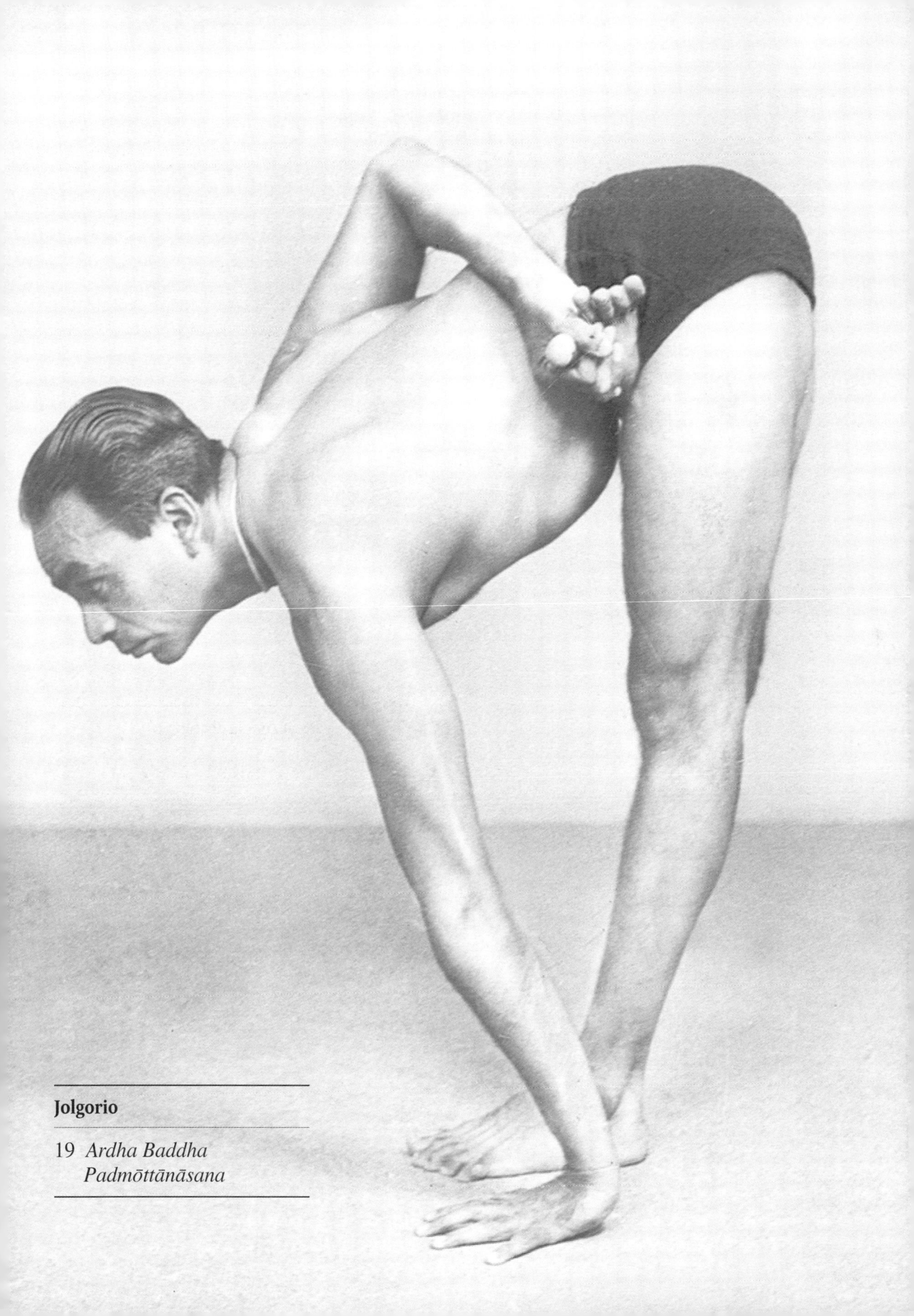

Jolgorio

19 *Ardha Baddha Padmōttānāsana*

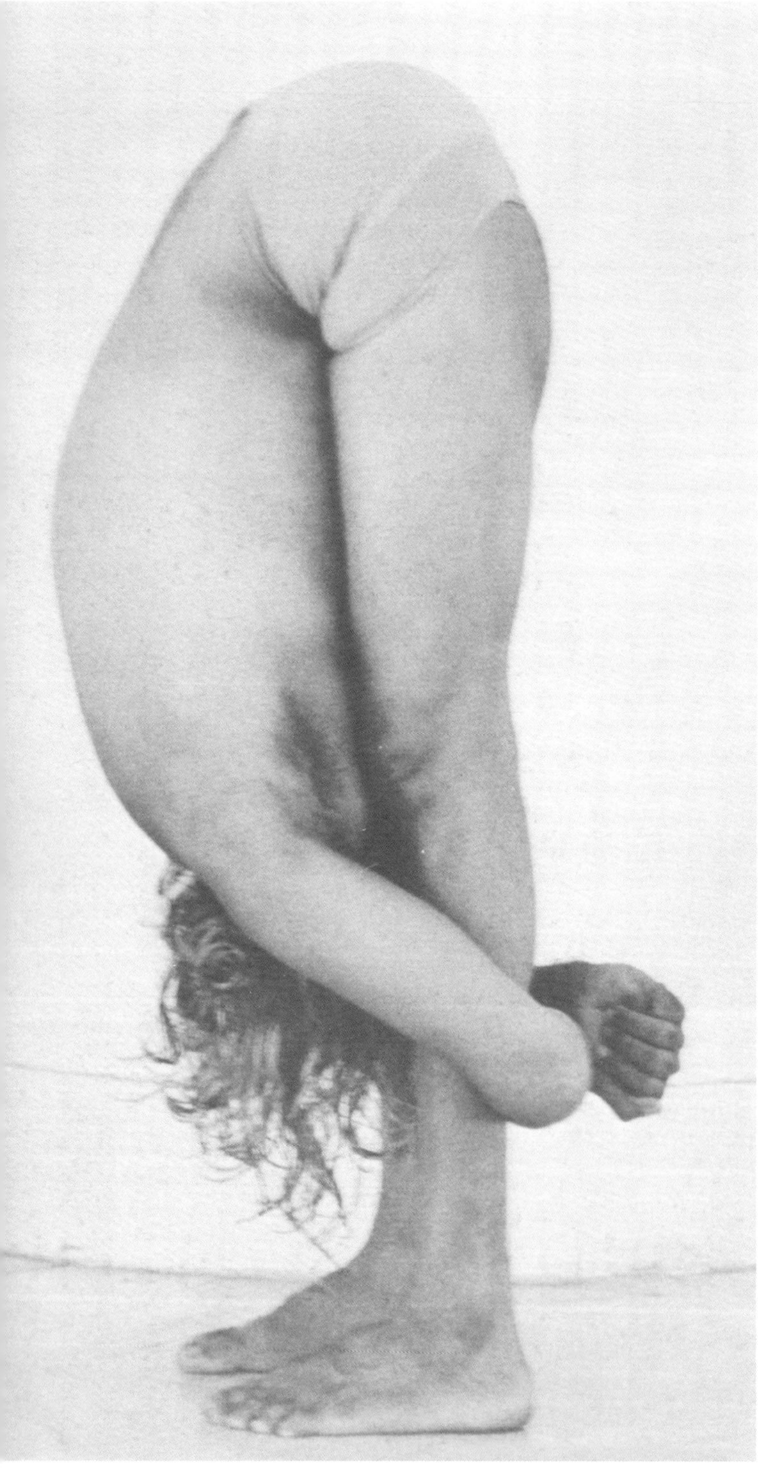

Encuentro íntimo

20 *Uttānāsana*

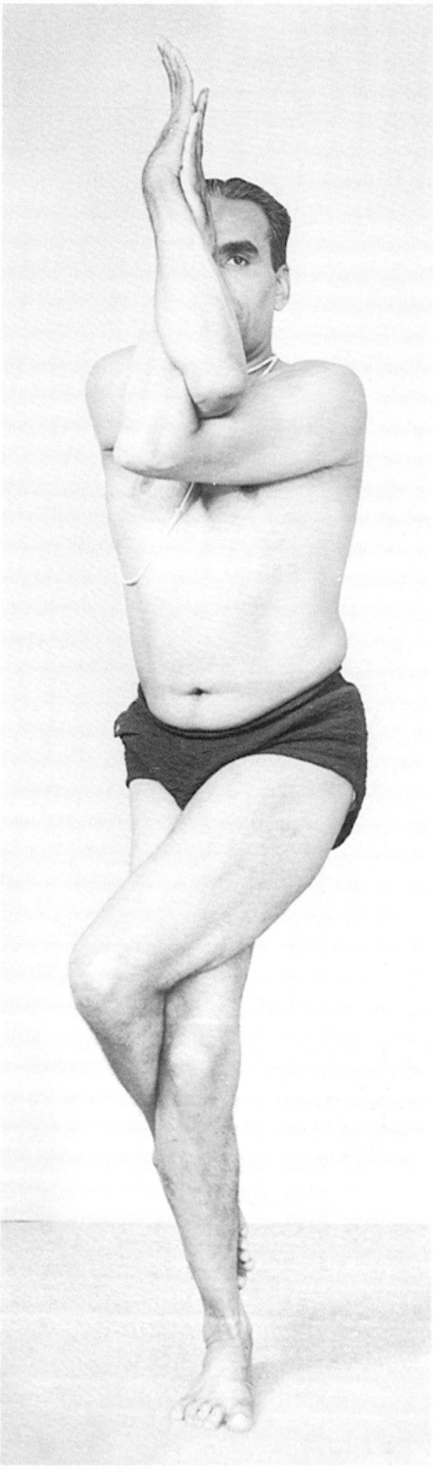

Revoloteo

21 *Garuḍāsana*

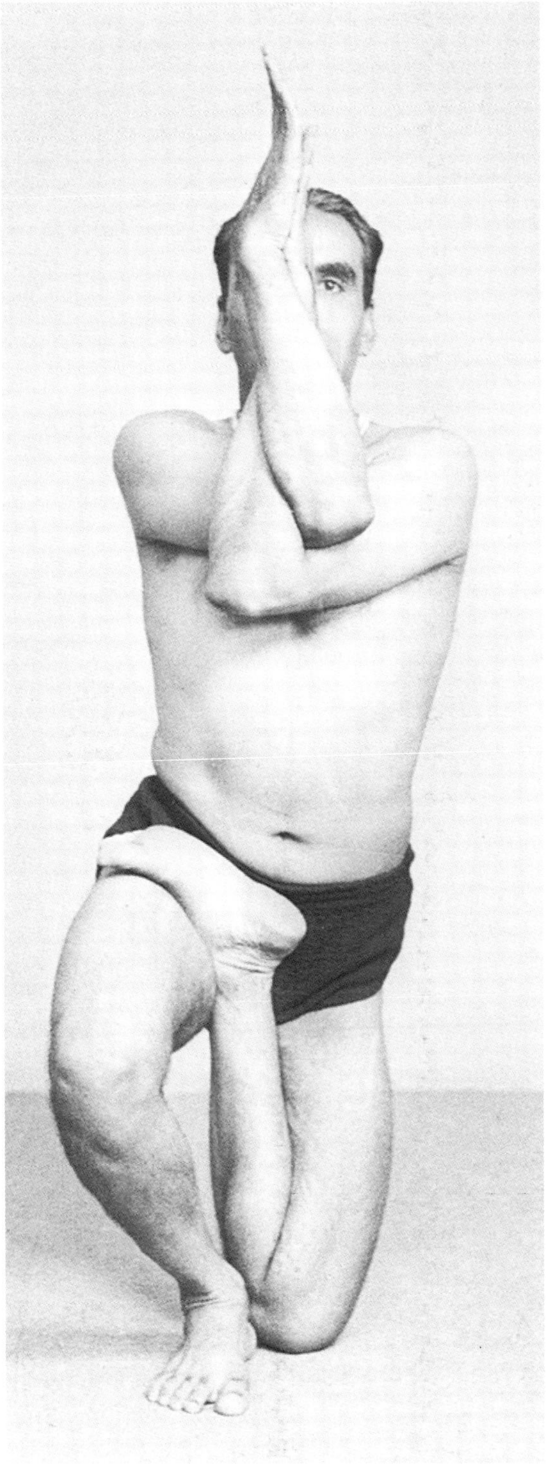

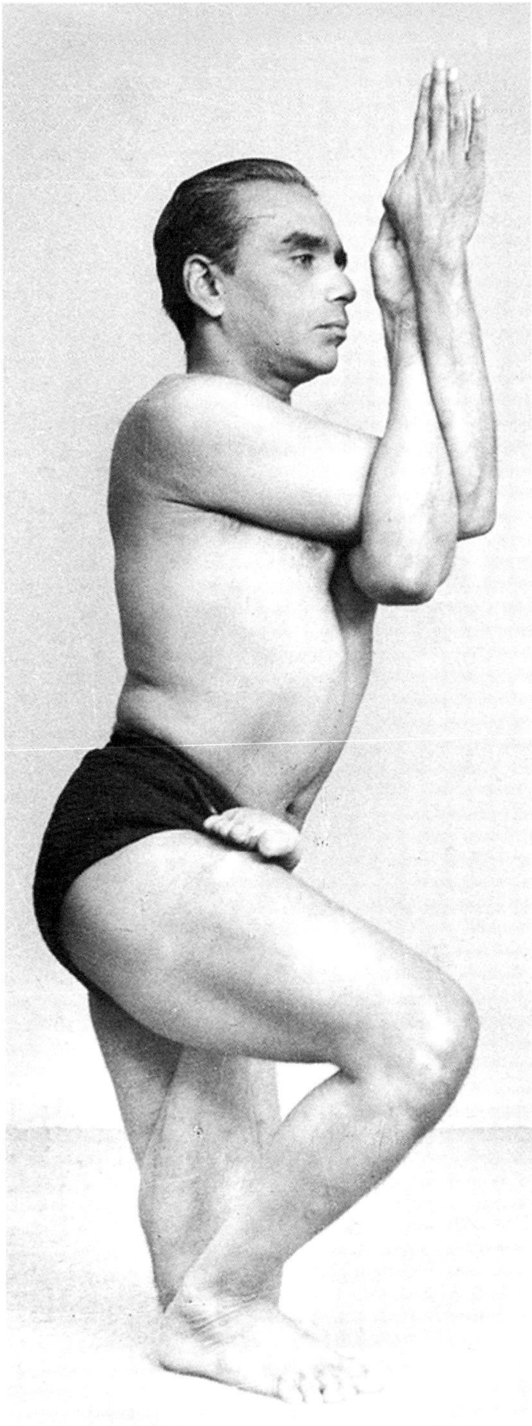

Gracia ecuestre

22, 23 *Vātāyanāsana*

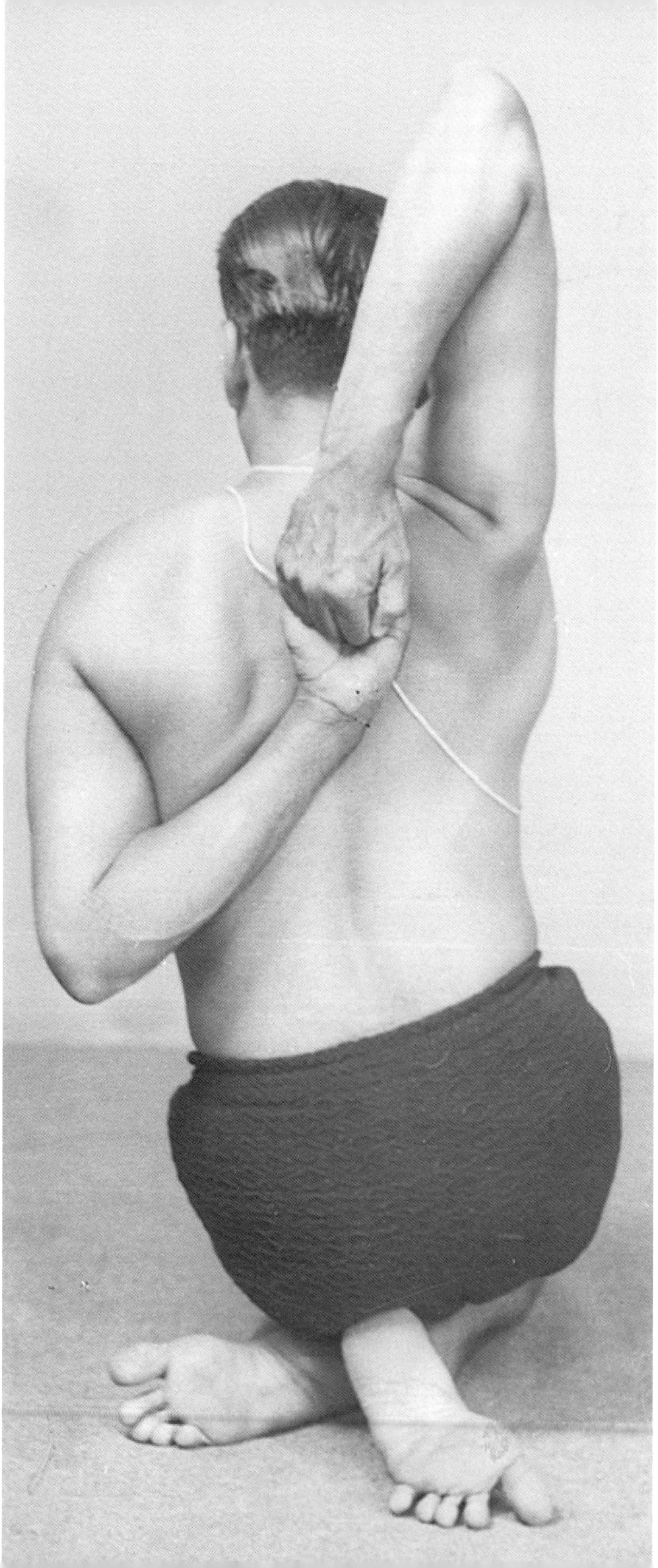

Santa Cruz

24 *Gomukhāsana*

Tu nombre es langosta

25 *Śalabhāsana*

Hombre cuadrúpedo

26 *Chaturaṅga Daṇḍāsana*

Imitación del mejor amigo del hombre

27 *Ūrdhva Mukha Śvānāsana*

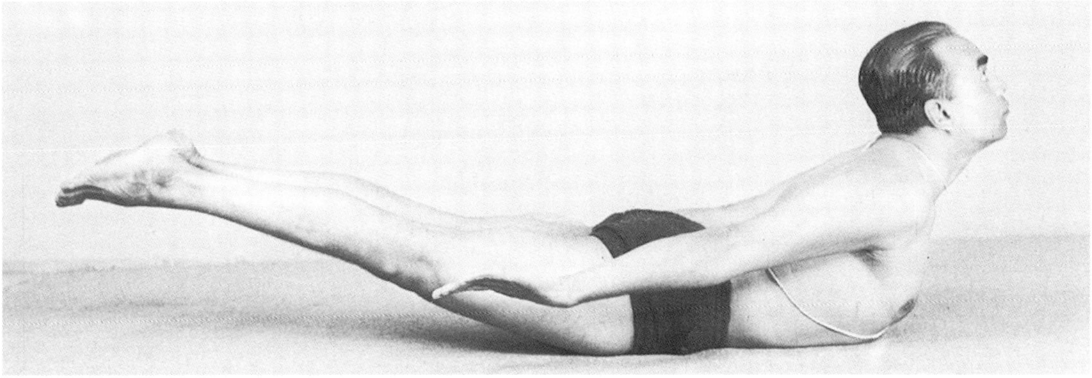

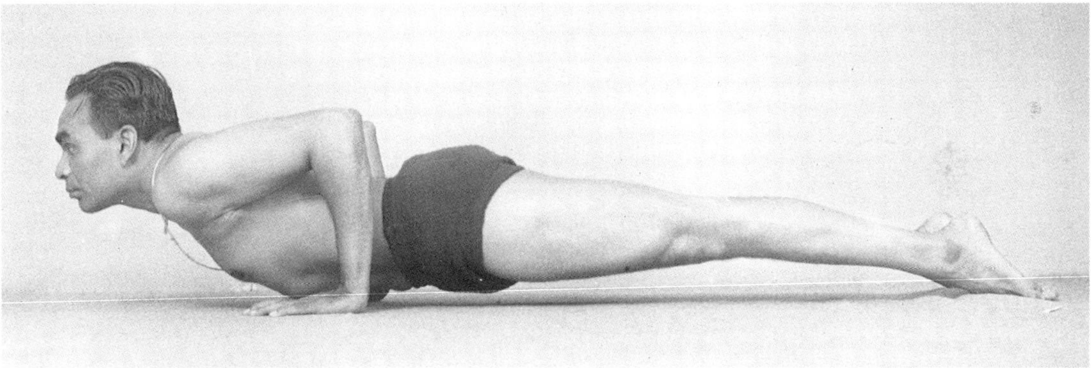

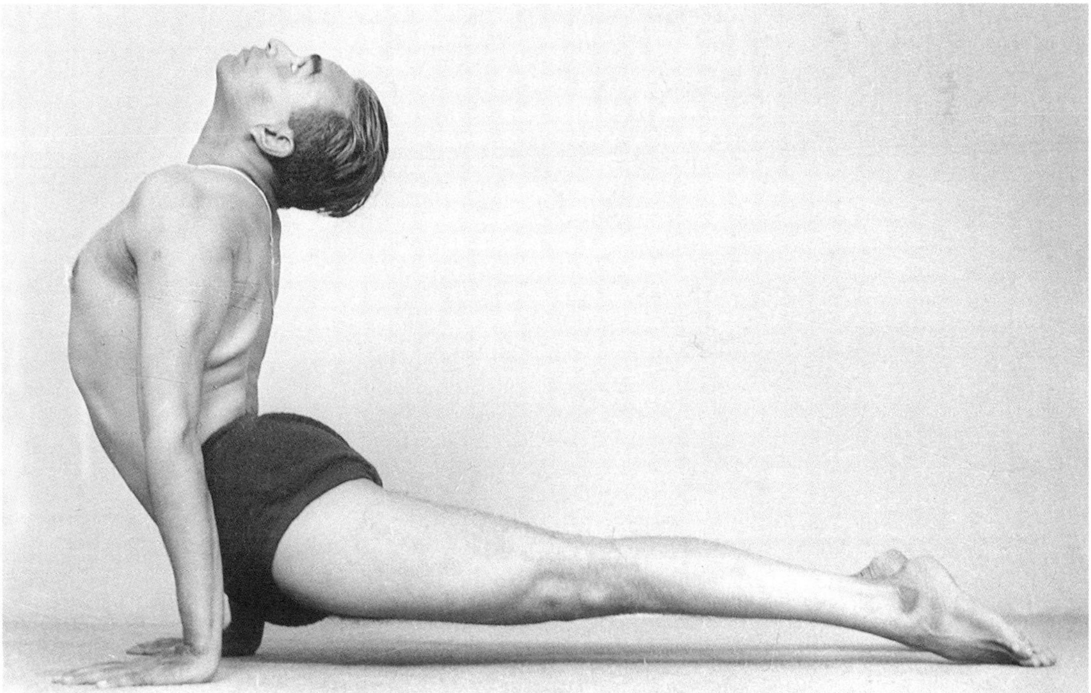

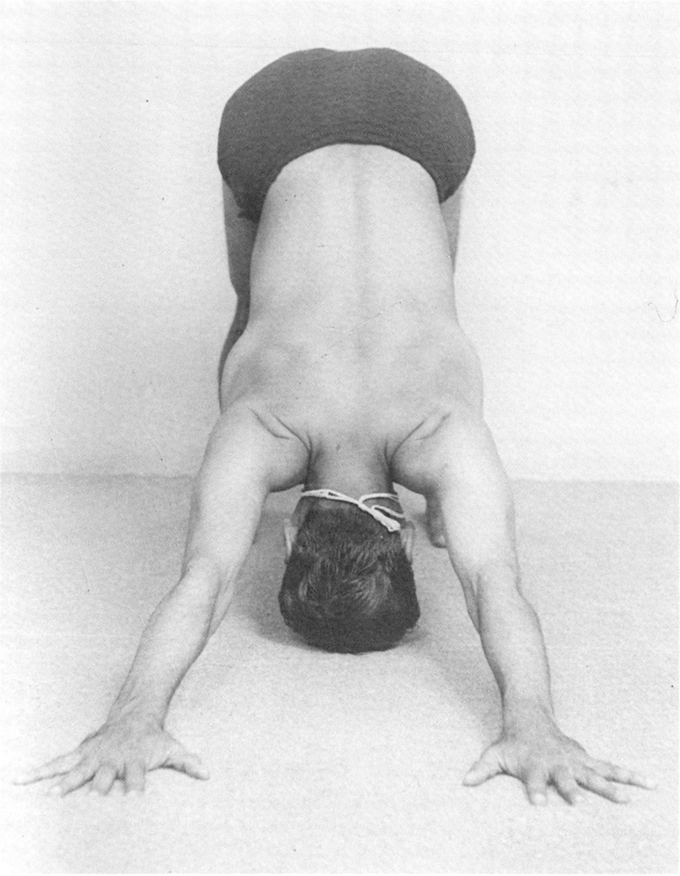

Mira tus pies

28, 29 *Adho Mukha Śvānāsana*

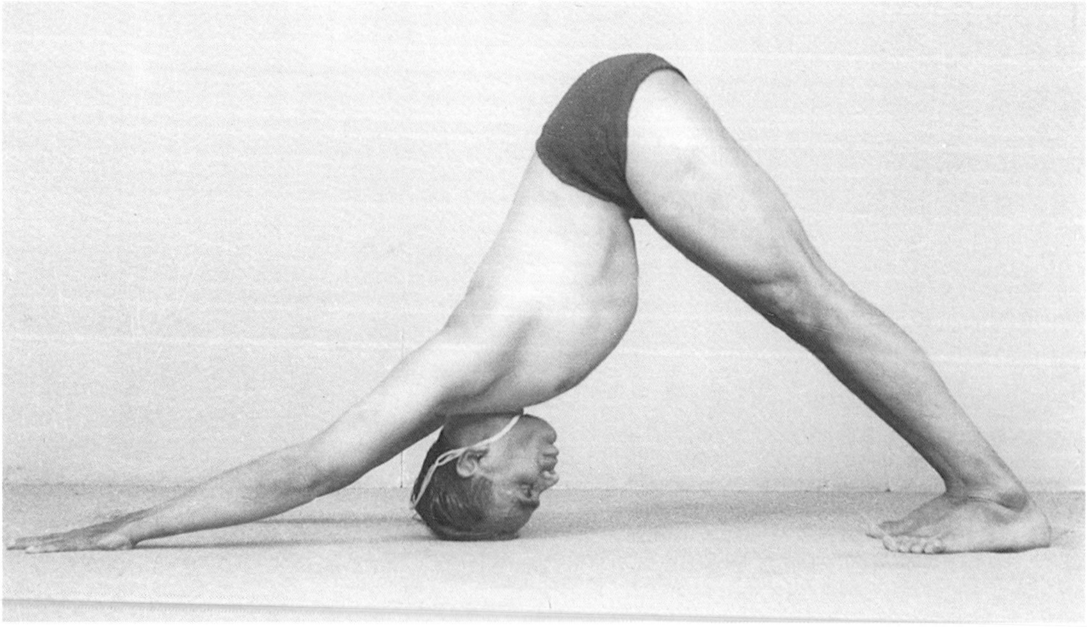

Arco augusto

30 *Dhanurāsana*

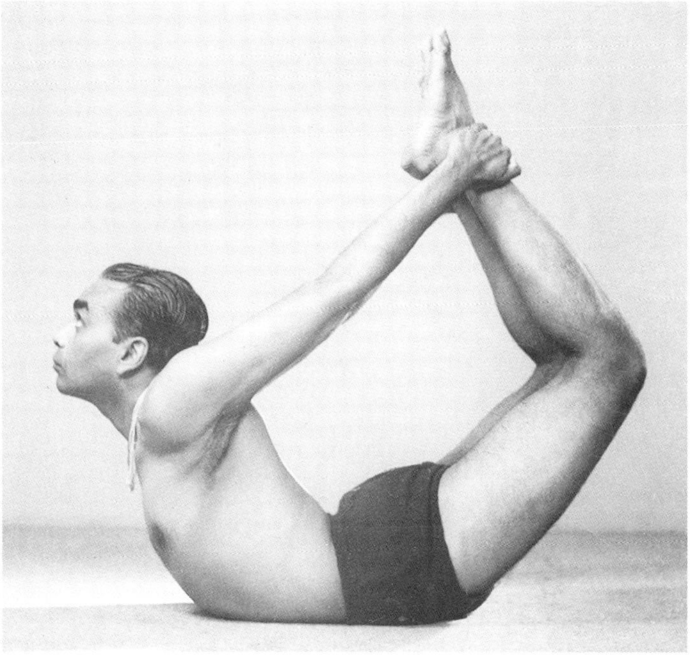

El gran sello

31 *Mahā Mudrā*

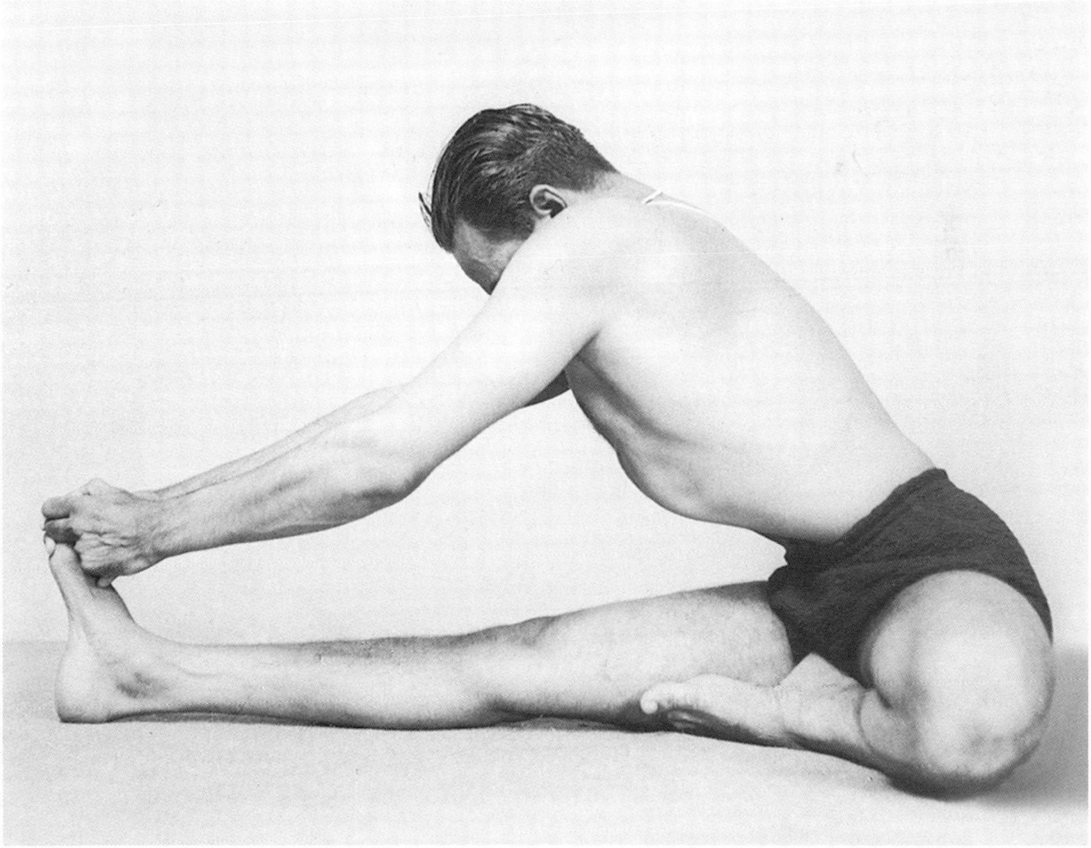

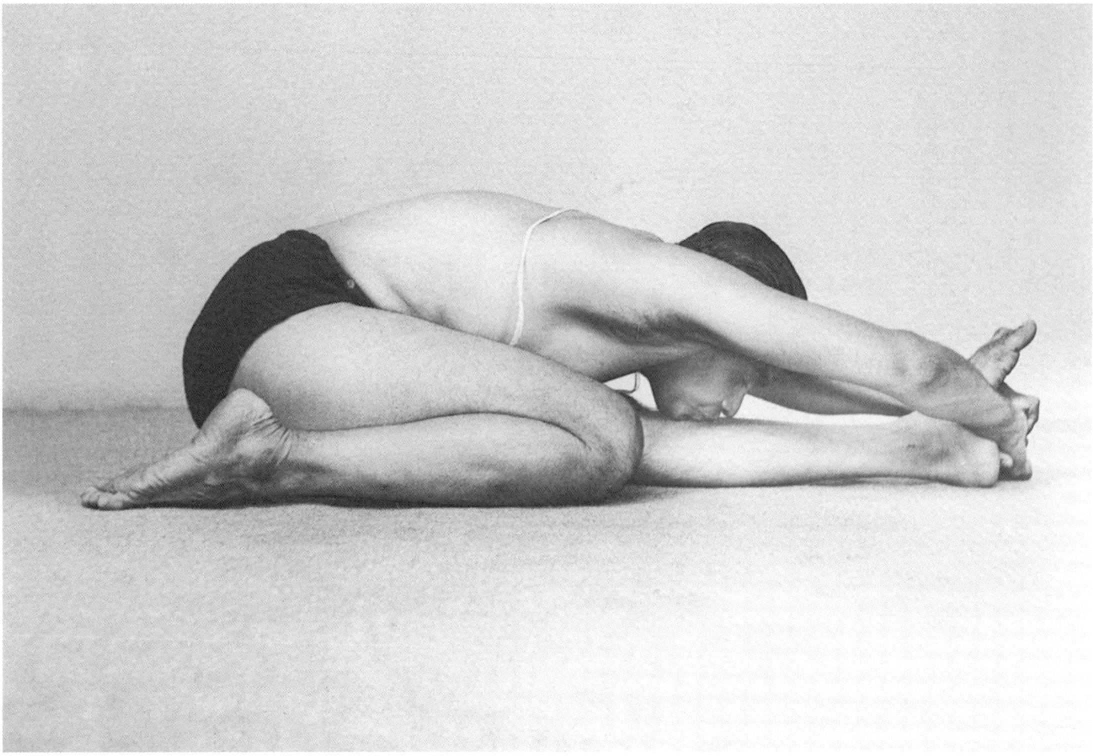

Solo un beso

32 *Triaṅg Mukhaikapāda Paśchimottānāsana*

Cogitación

33 *Paśchimottānāsana*

Implicación total

34 *Paśchimottānāsana*

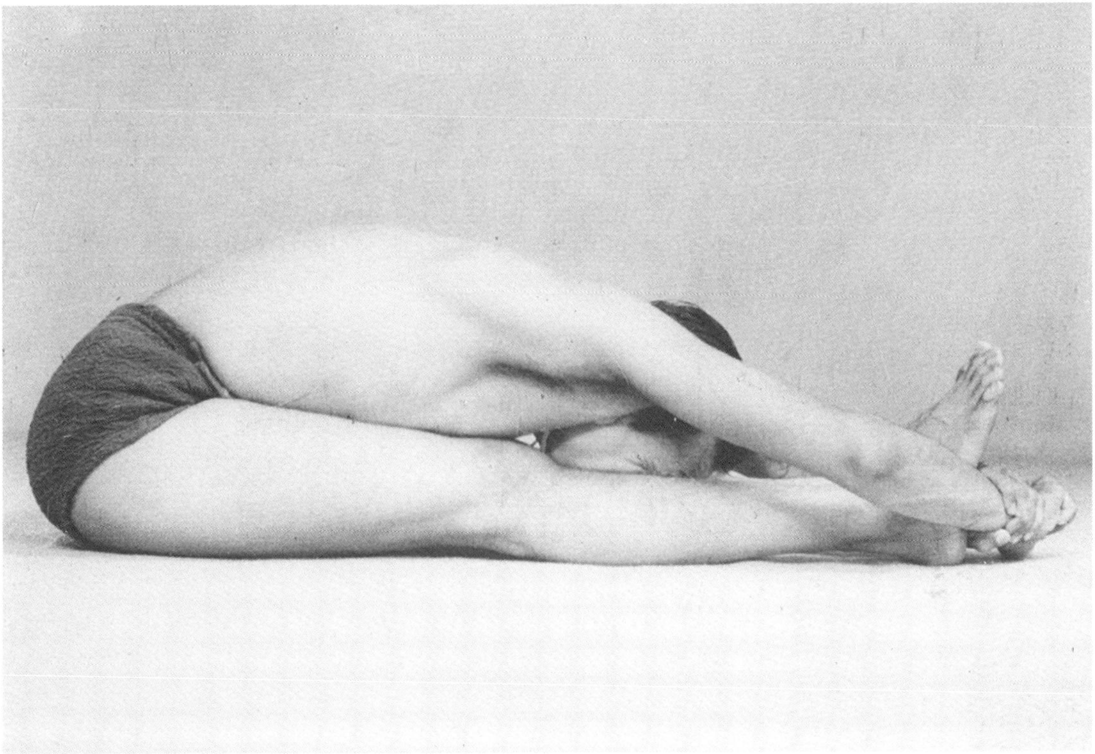

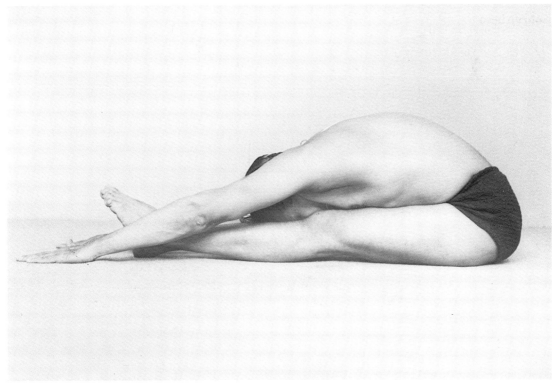

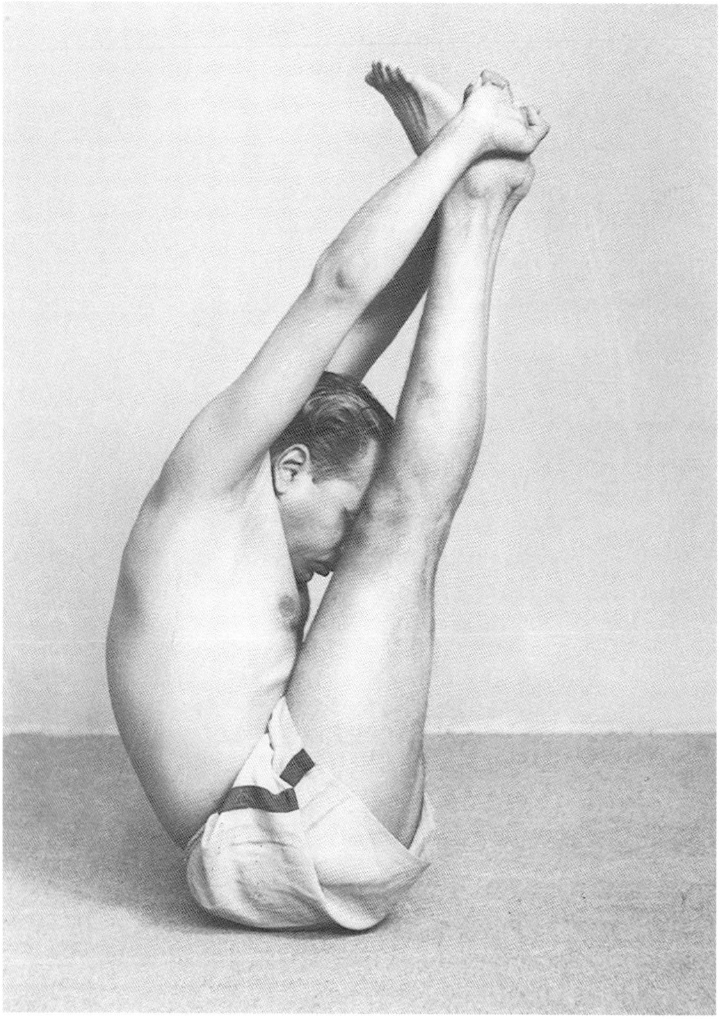

Presión de abrazadera

35 *Ūrdhva Mukha Paśchimottānāsana I*

Cavilaciones íntimas

36 *Ūrdhva Mukha Paśchimottānāsana II*

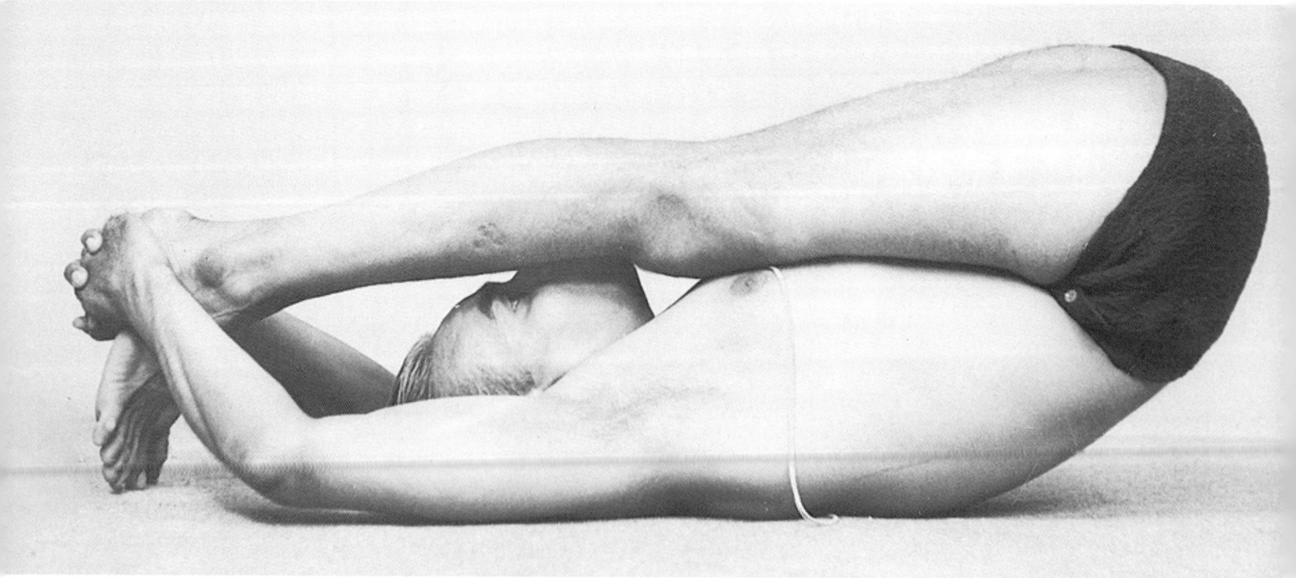

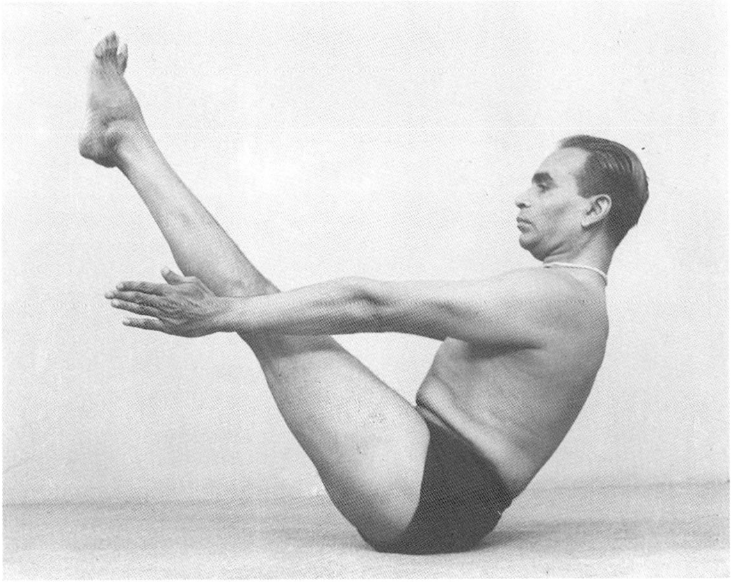

Remando desde las orillas de la esclavitud hacia las costas de la liberación

37 *Paripūrṇa Nāvāsana*

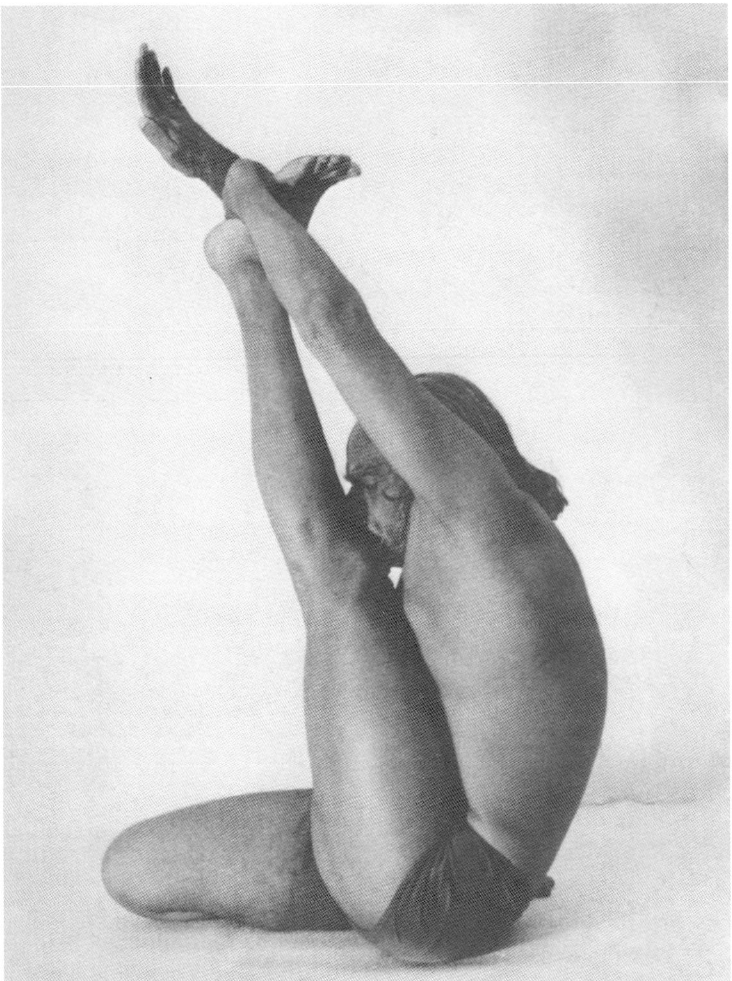

Exuberancia

38 *Krounchāsana*

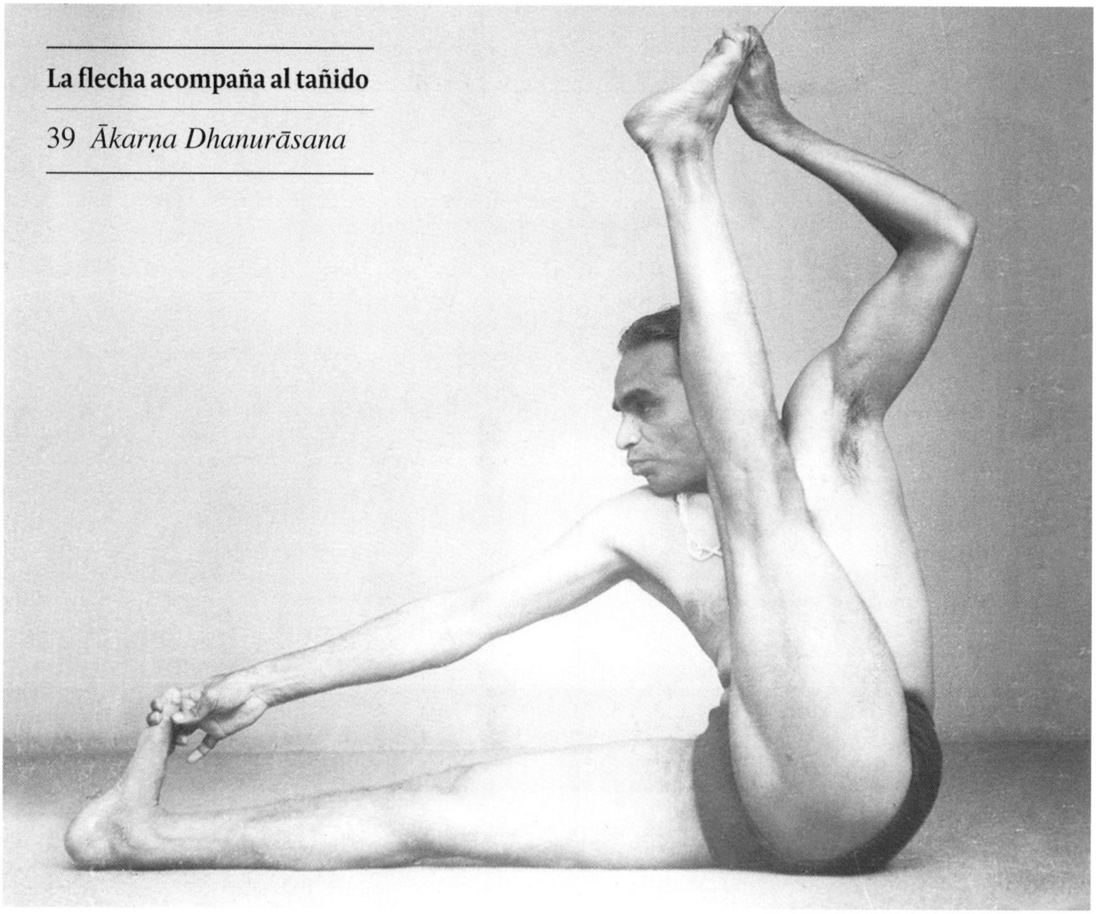

La flecha acompaña al tañido

39 *Ākarṇa Dhanurāsana*

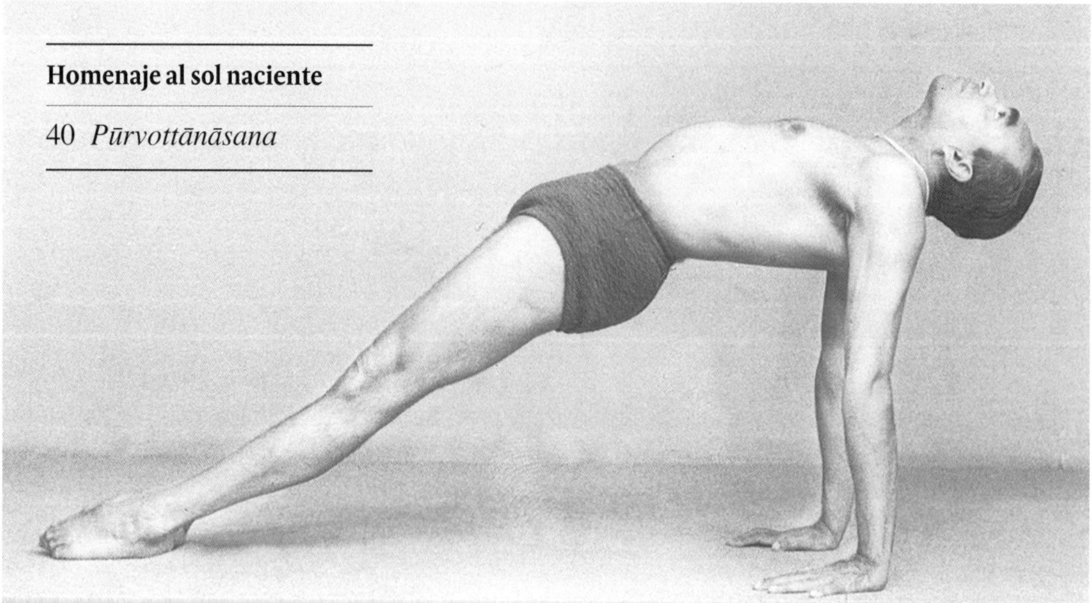

Homenaje al sol naciente

40 *Pūrvottānāsana*

Abrazando a la Madre Tierra

41 *Kūrmāsana*

Escondiendo la gema perfecta («El que ve»)

42 *Supta Kūrmāsana*

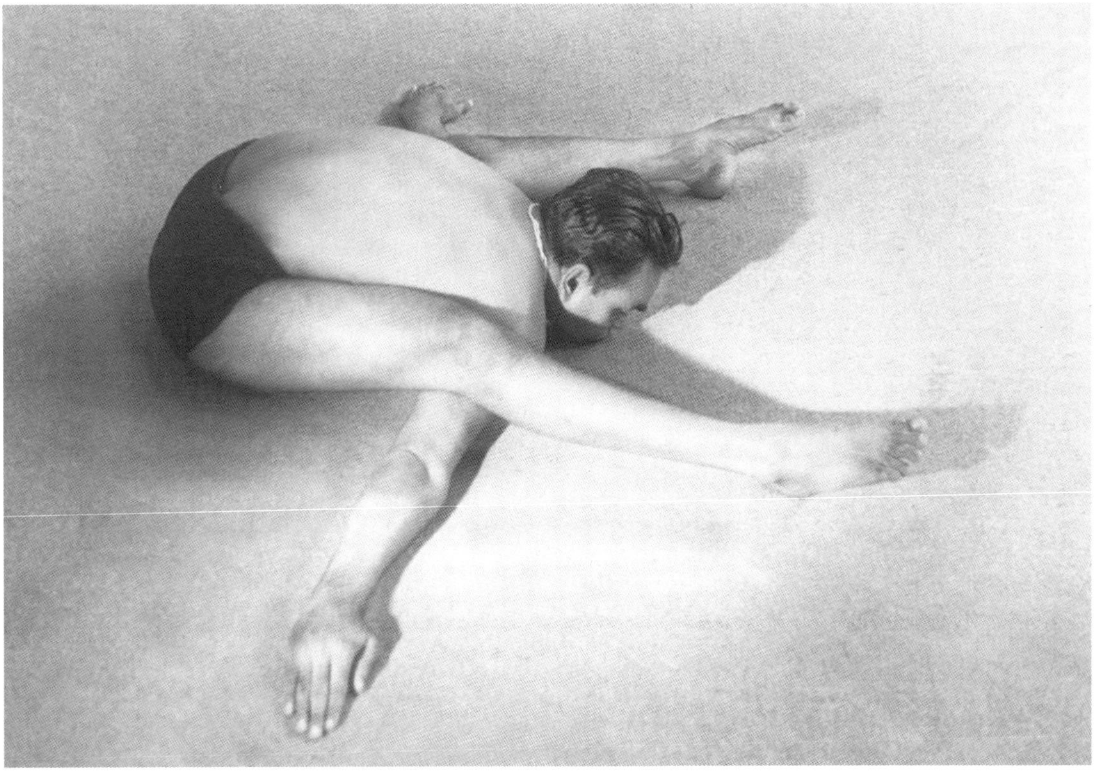

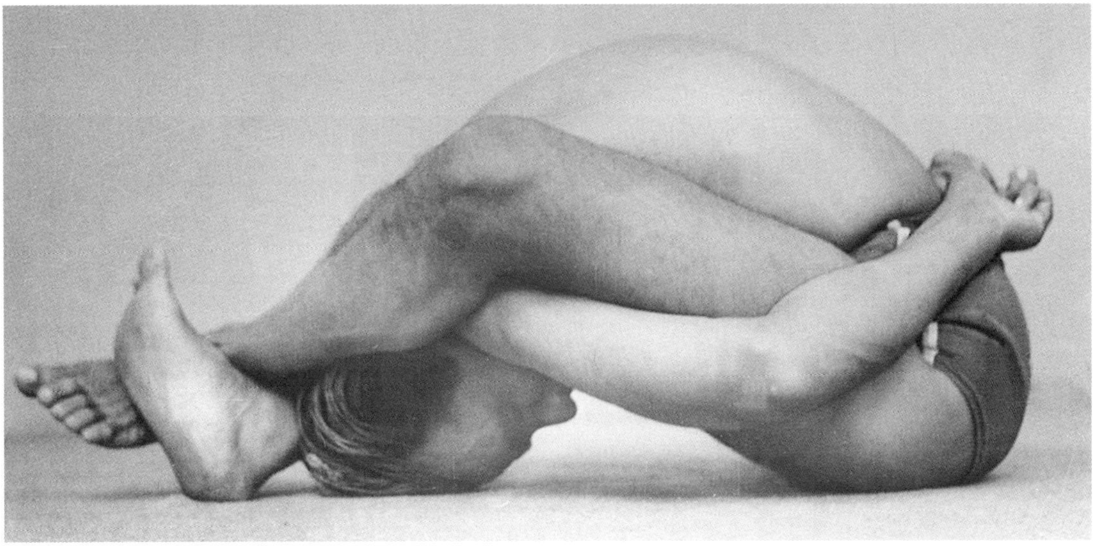

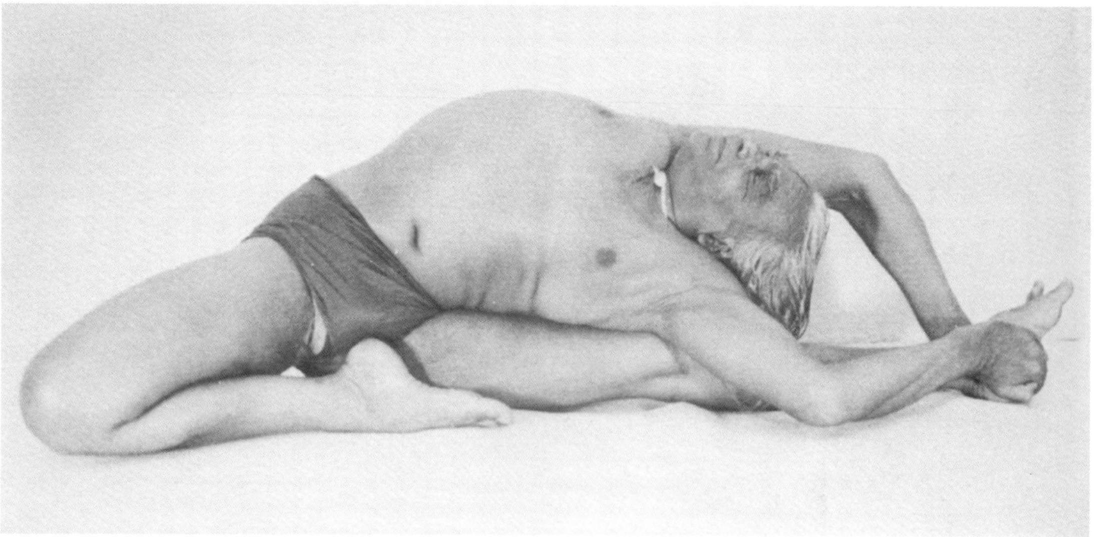

Mirando a las estrellas

43 *Parivṛtta Jānu Śīrṣāsana*

Intentando ver el otro punto de vista

44 *Parivṛtta Paśchimottānāsana*

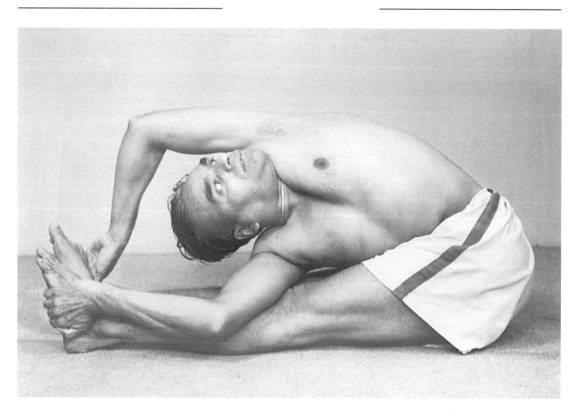

Pilar de confianza

45 *Gorakṣāsana*

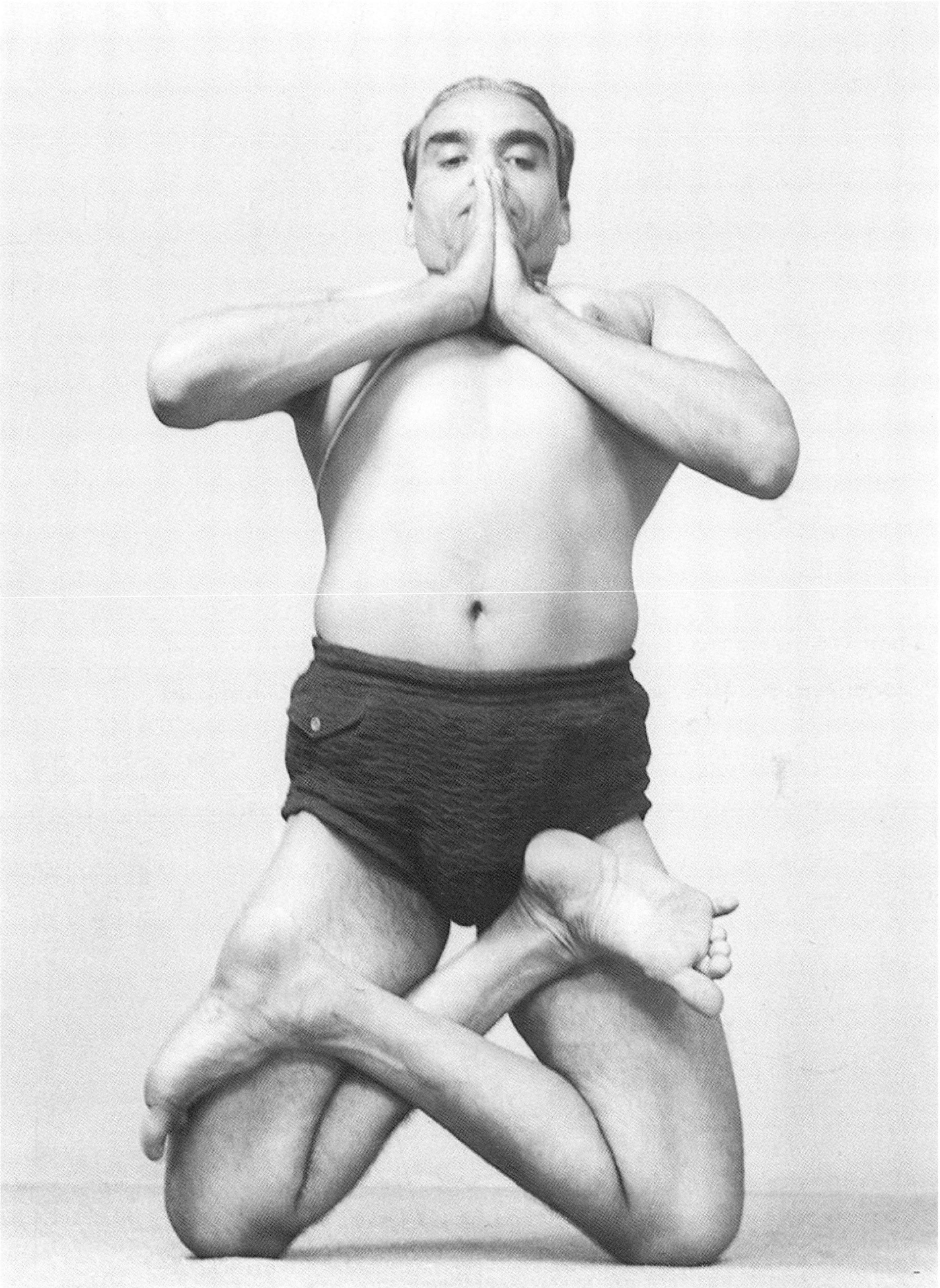

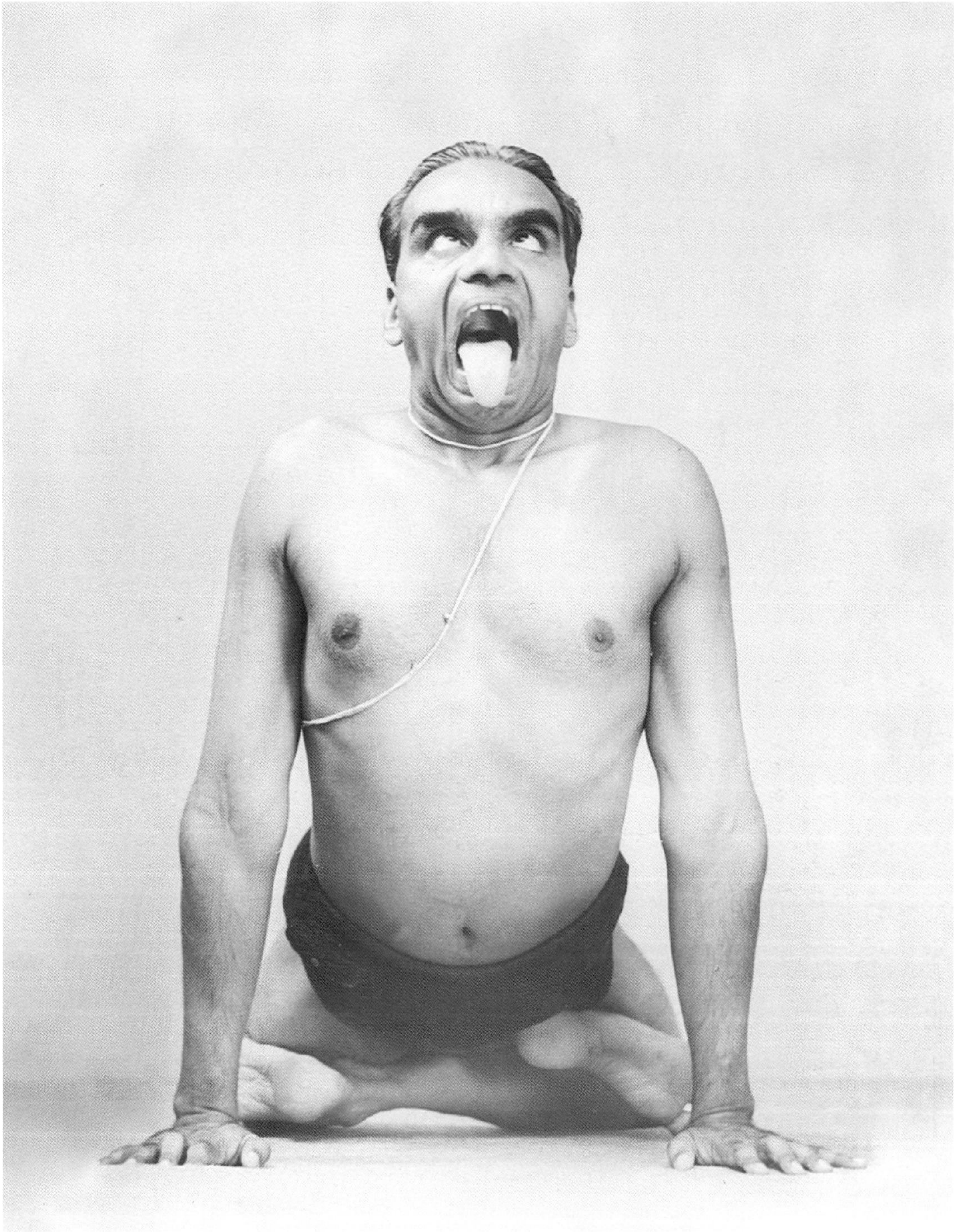

El rugido del león

46 *Siṃhāsana II* (de frente)

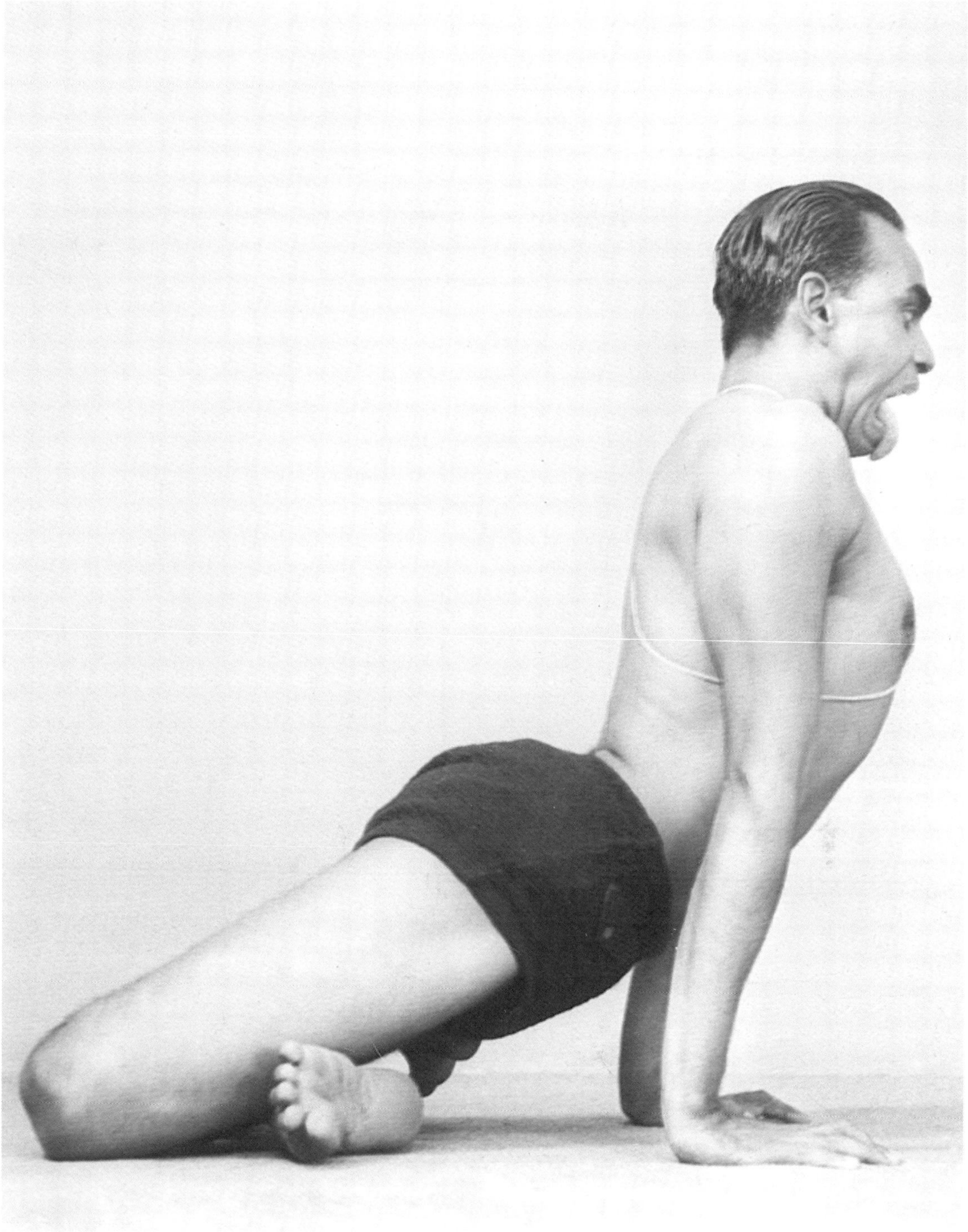

Portentosa majestuosidad

47 *Siṃhāsana II* (de costado)

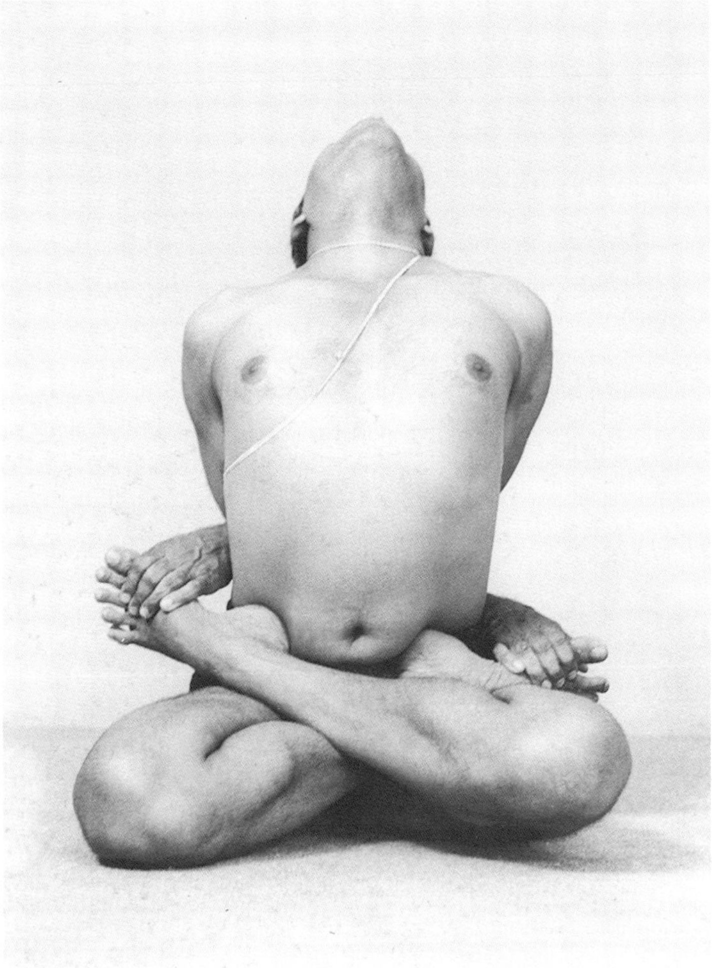

Con un firme agarre en lo finito, movimiento hacia lo infinito

48 *Baddha Padmāsana*

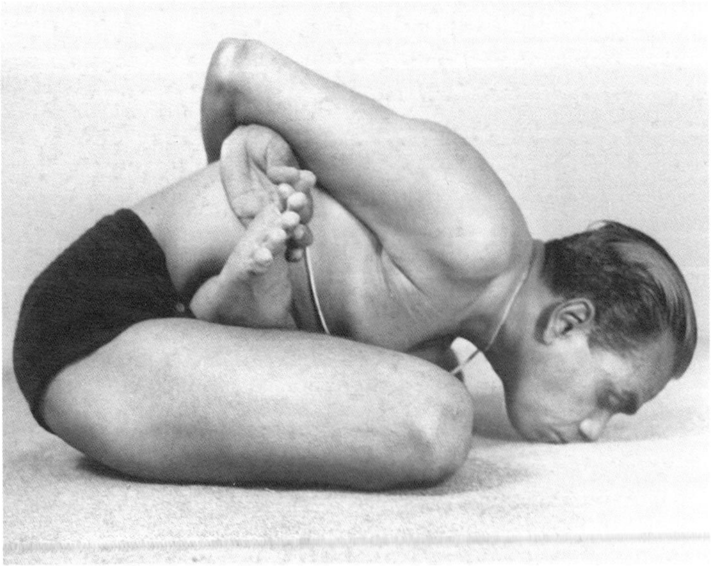

Extrayendo la fragancia

49 *Yoga Mudrāsana*

¡Discúlpenme, por favor!

50 *Garbha Piṇḍāsana*

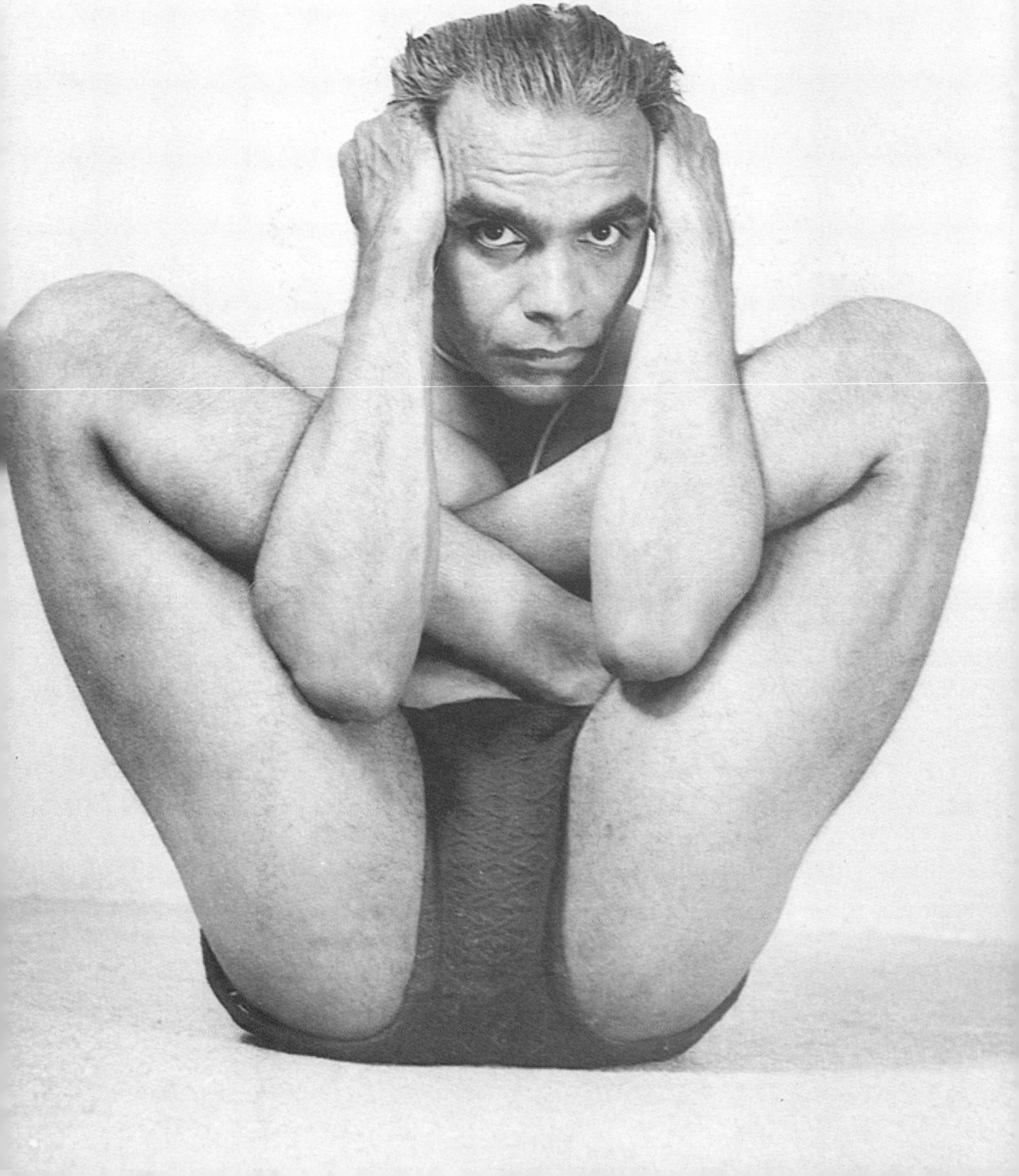

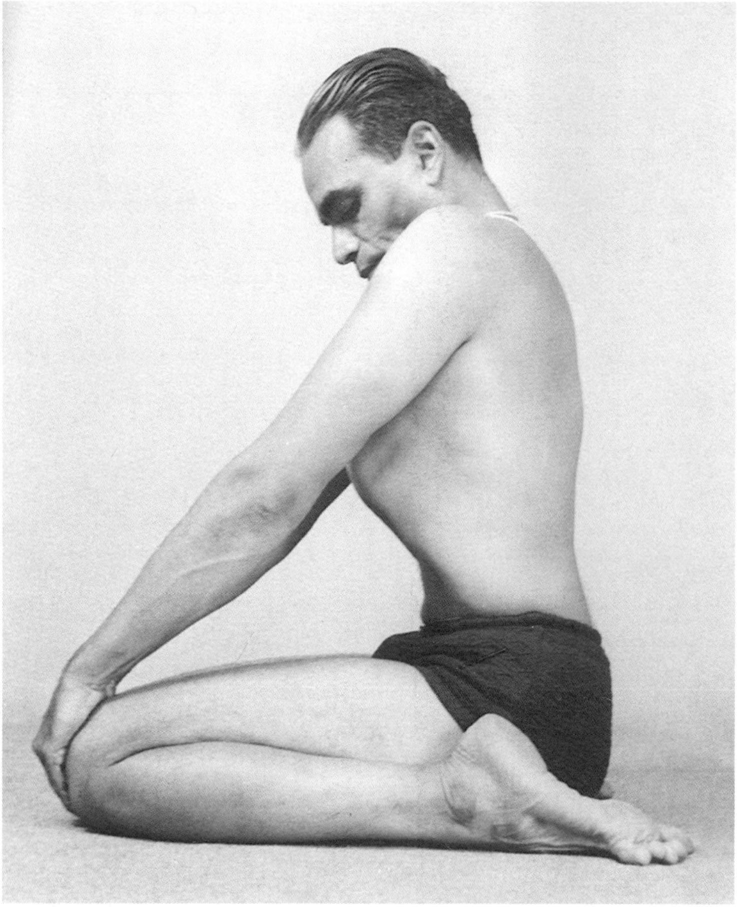

El héroe en silencio

51 *Vīrāsana*

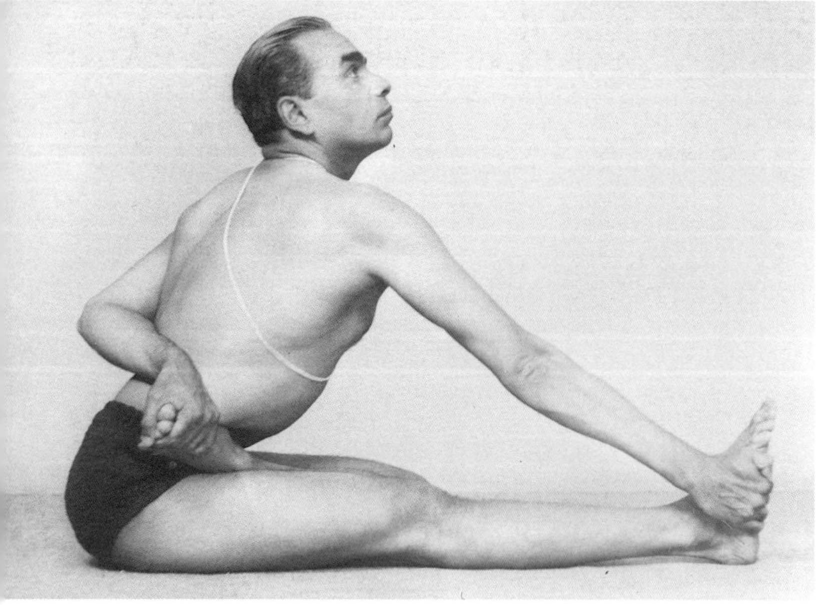

Hola, ¿qué tal está tu pie?

52 *Ardha Baddha Padma Paśchimottānāsana*

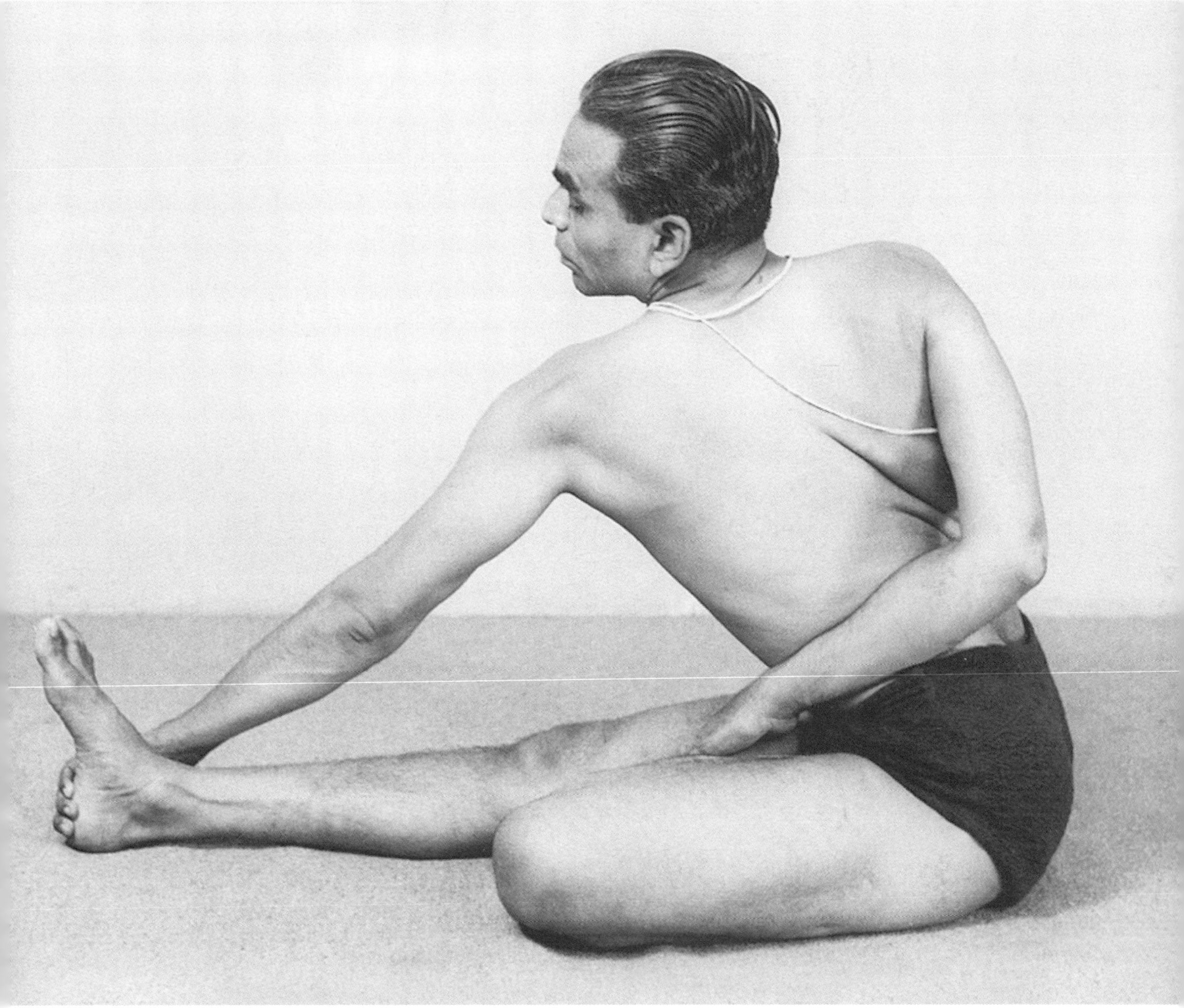

Mírame

53 *Ardha Matsyendrāsana II*

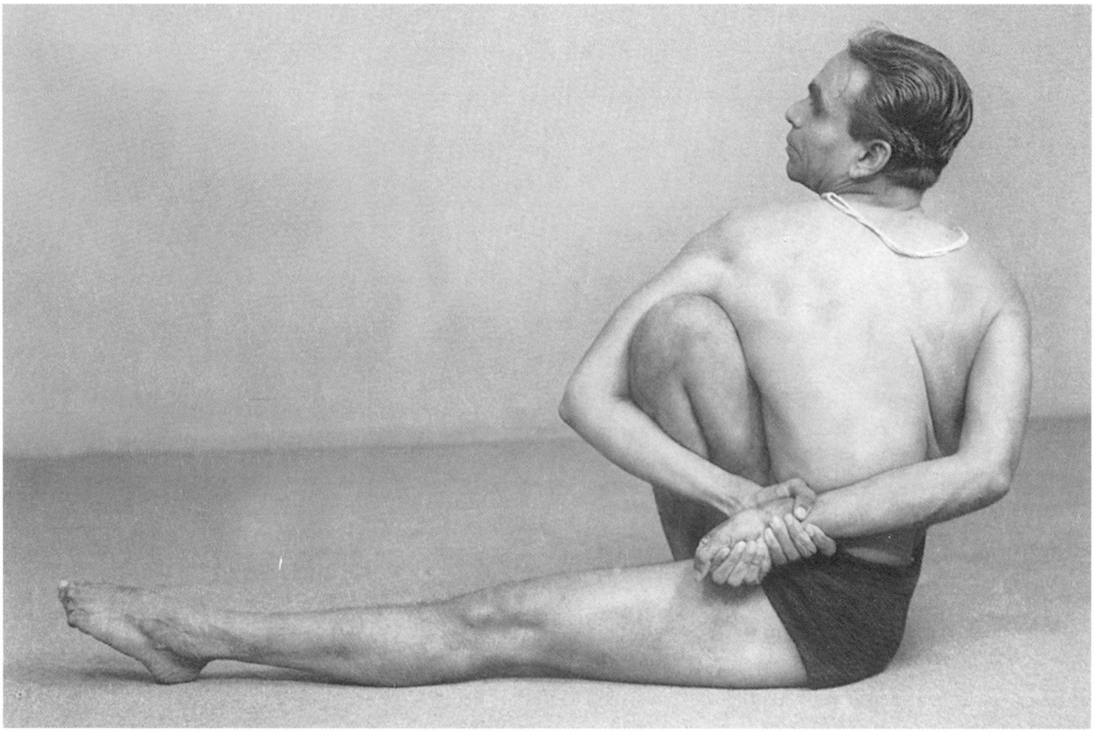

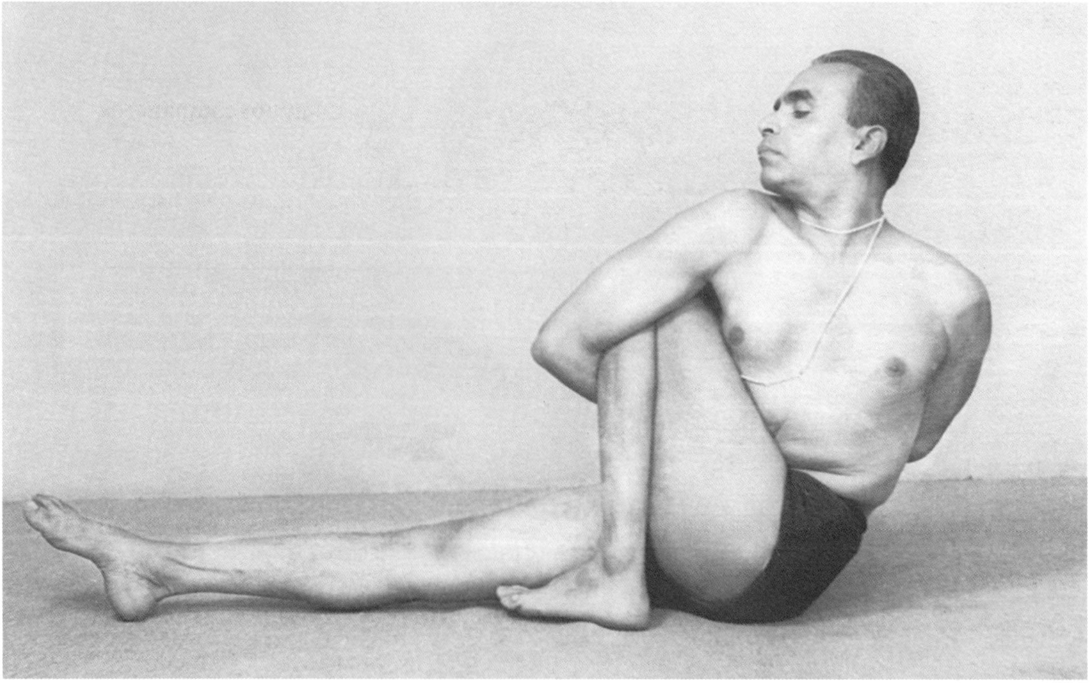

¡Parece estar en buenas manos!

54, 55 *Marīchyāsana III*

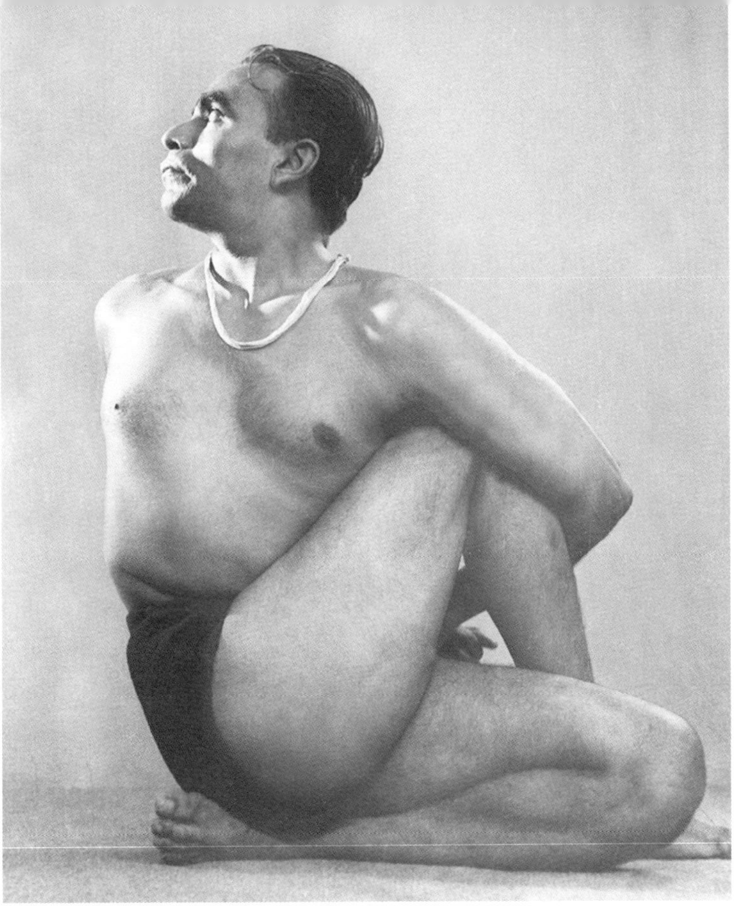

¡Mira allá!

56 *Ardha Matsyendrāsana I*

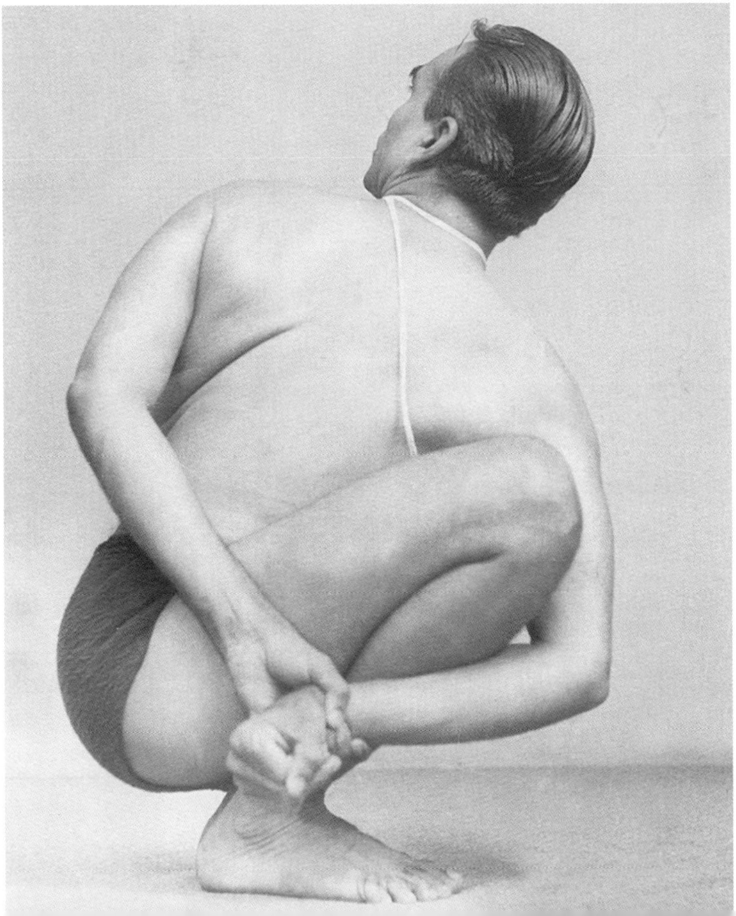

Buenos compañeros

57 *Pāśāsana*

Giros serpentinos del Poderoso Pez

58 *Paripūrṇa Matsyendrāsana*

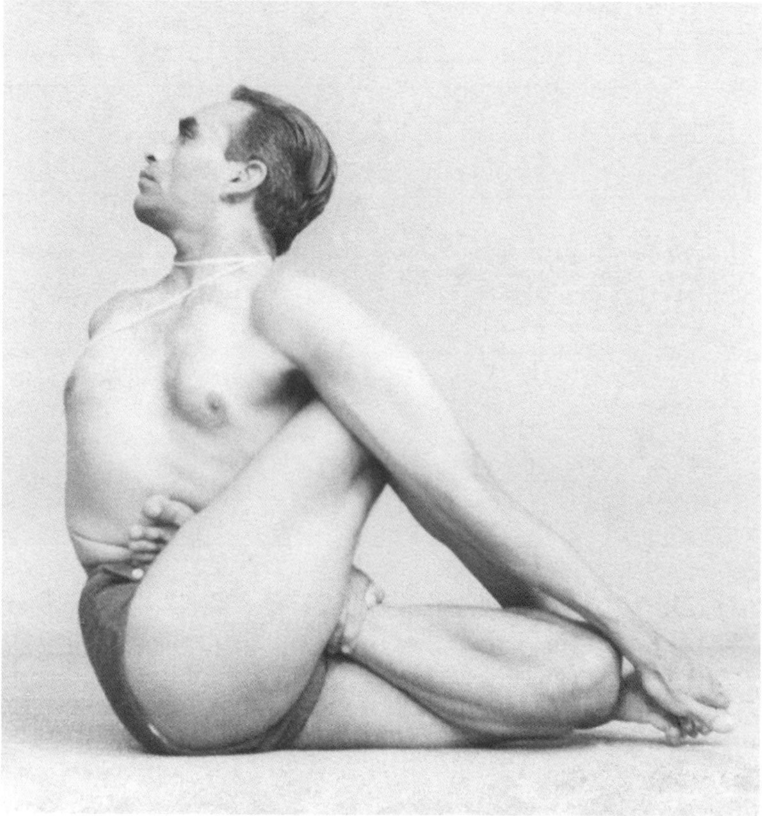

Aprende a reverenciar tus pies

59 *Mālāsana I*

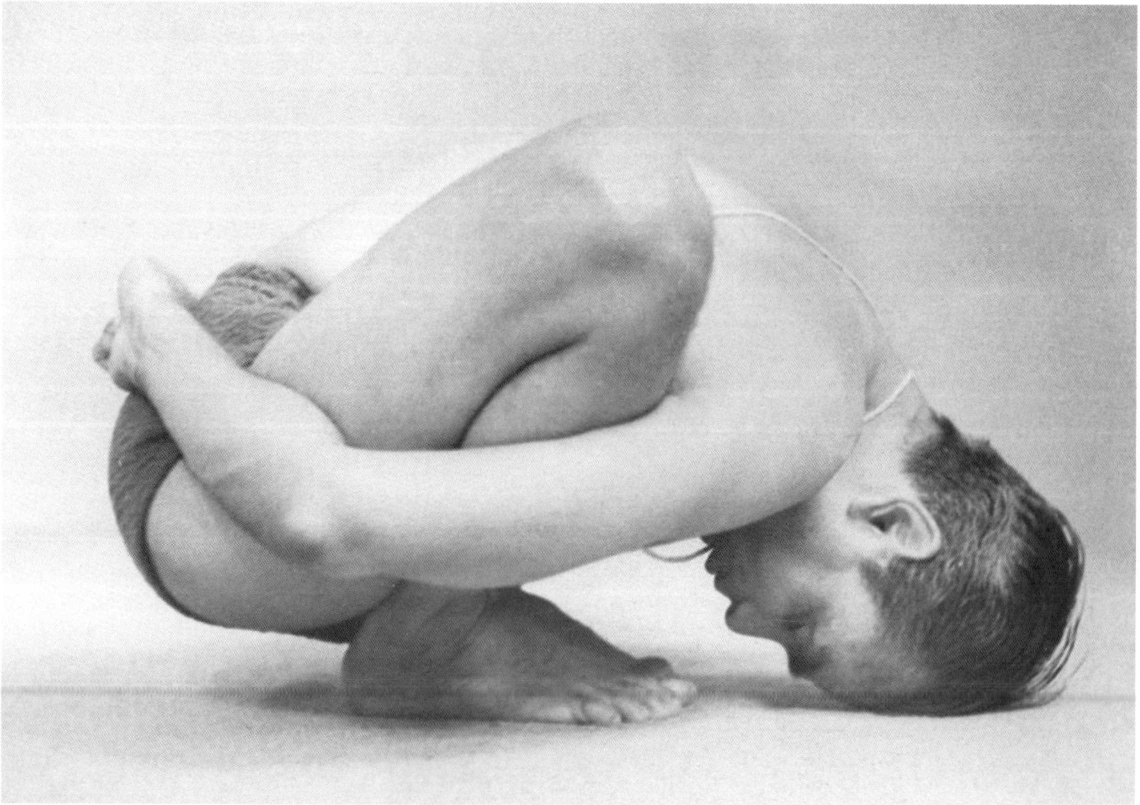

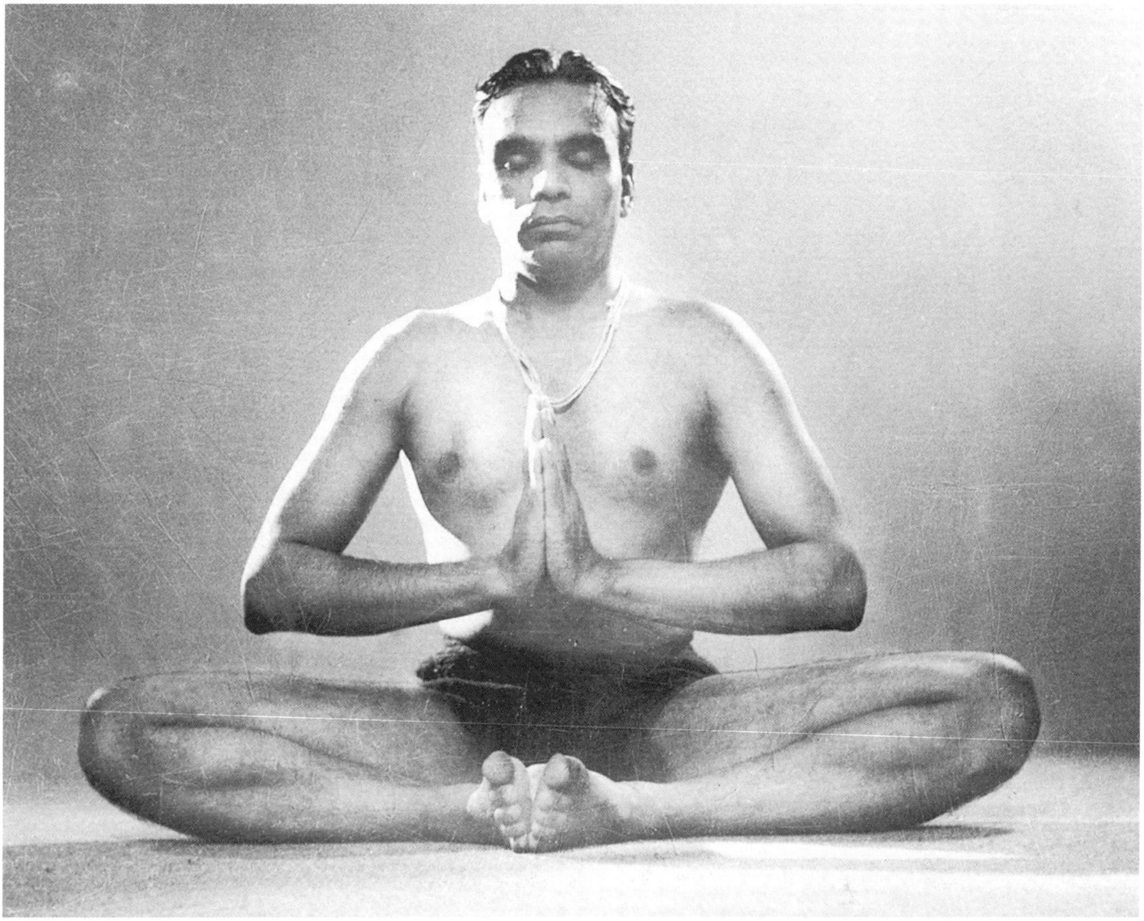

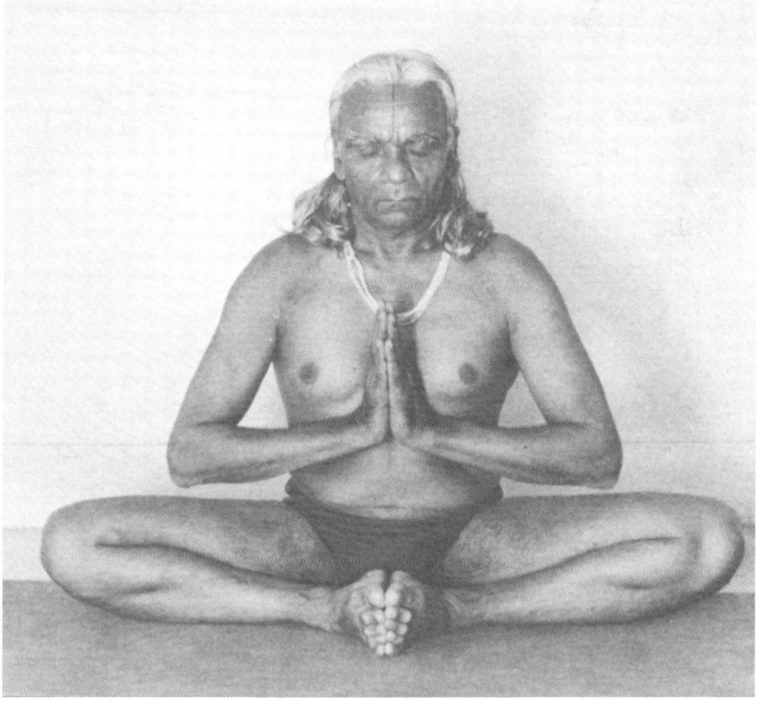

El encantamiento del amanecer

60, 61 *Baddha Koṇāsana*

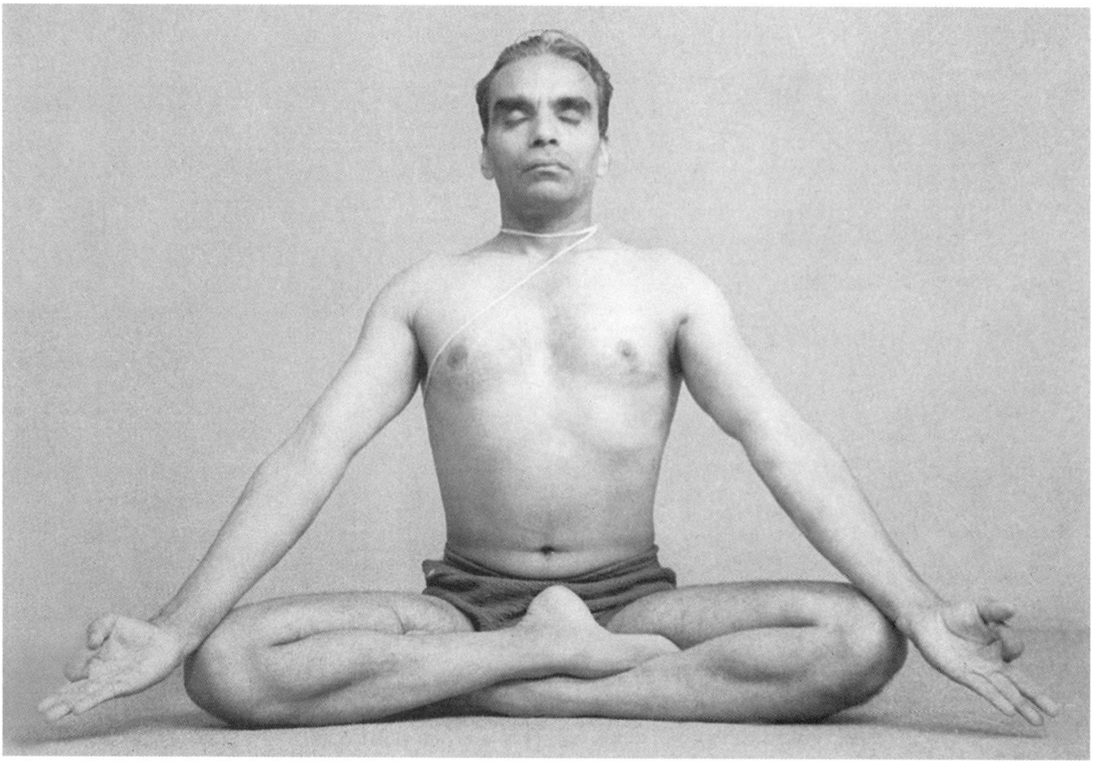

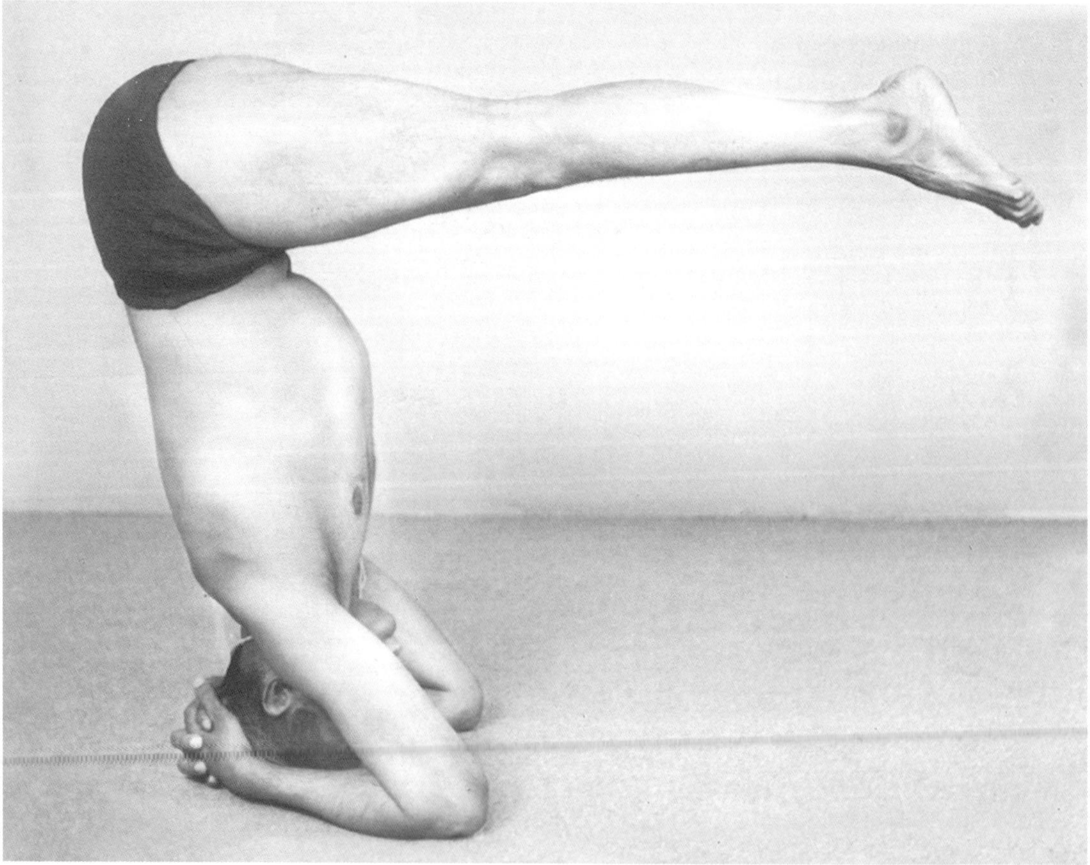

Prístina pureza

¿Adónde quieren ir?

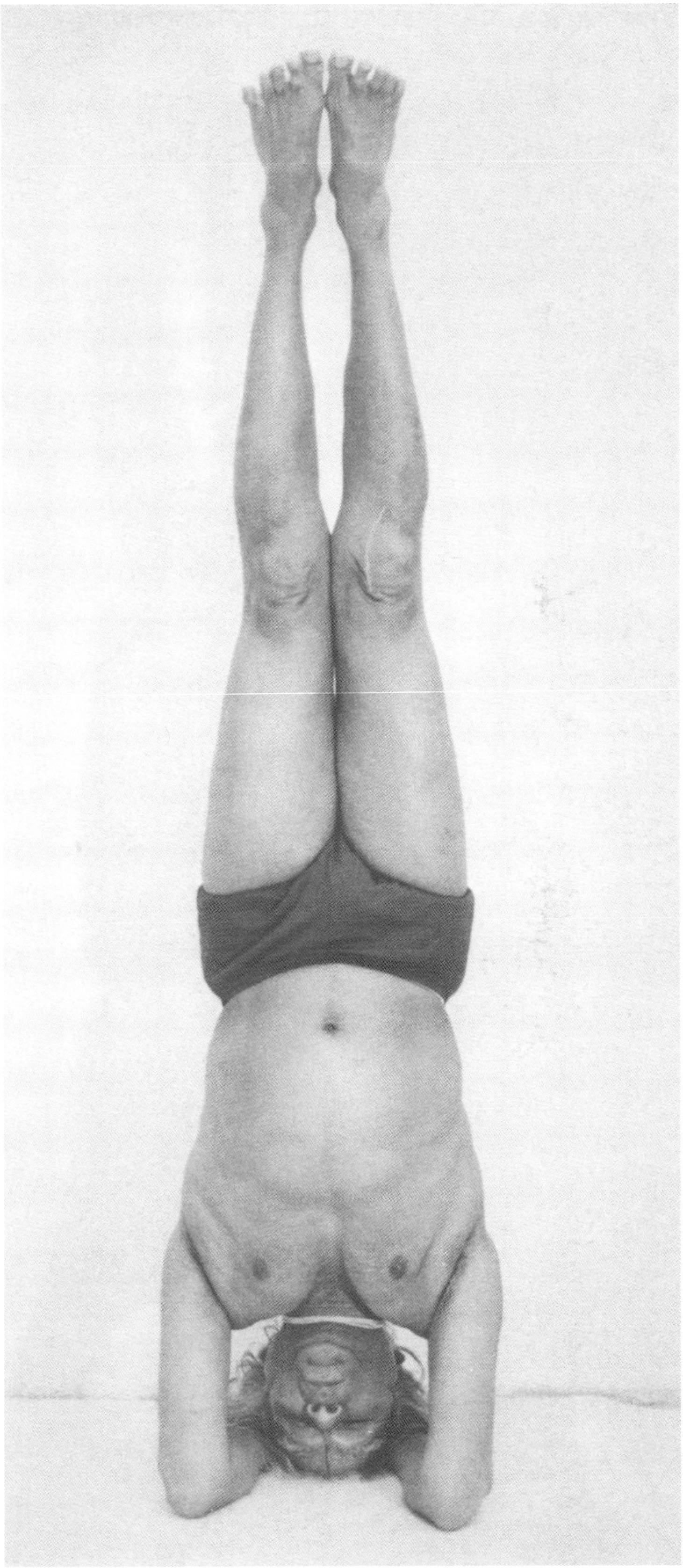

Contemplando el universo al revés

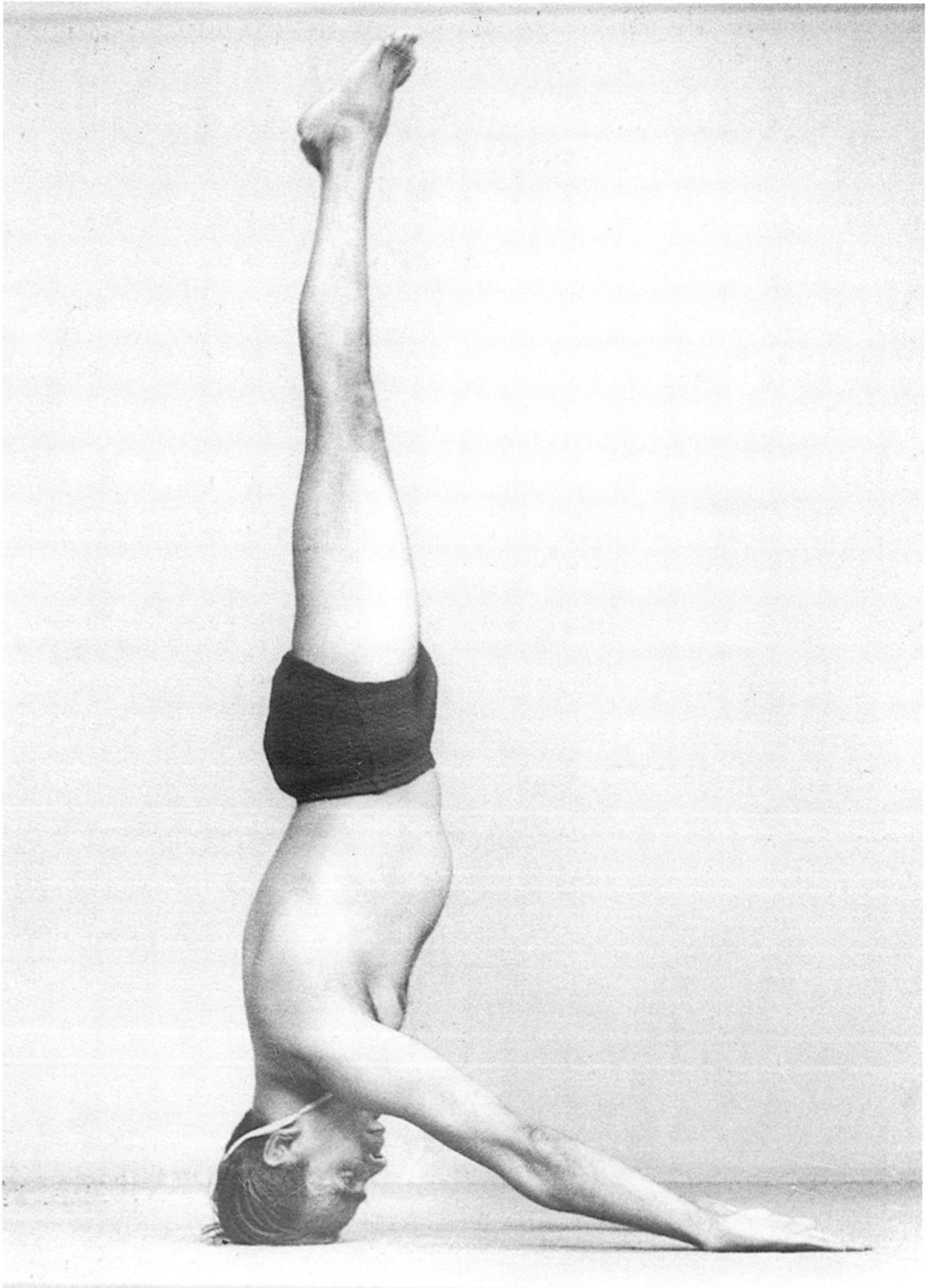

Tranquilizadora libertad

65 *Mukta Hasta Śīrṣāsana*

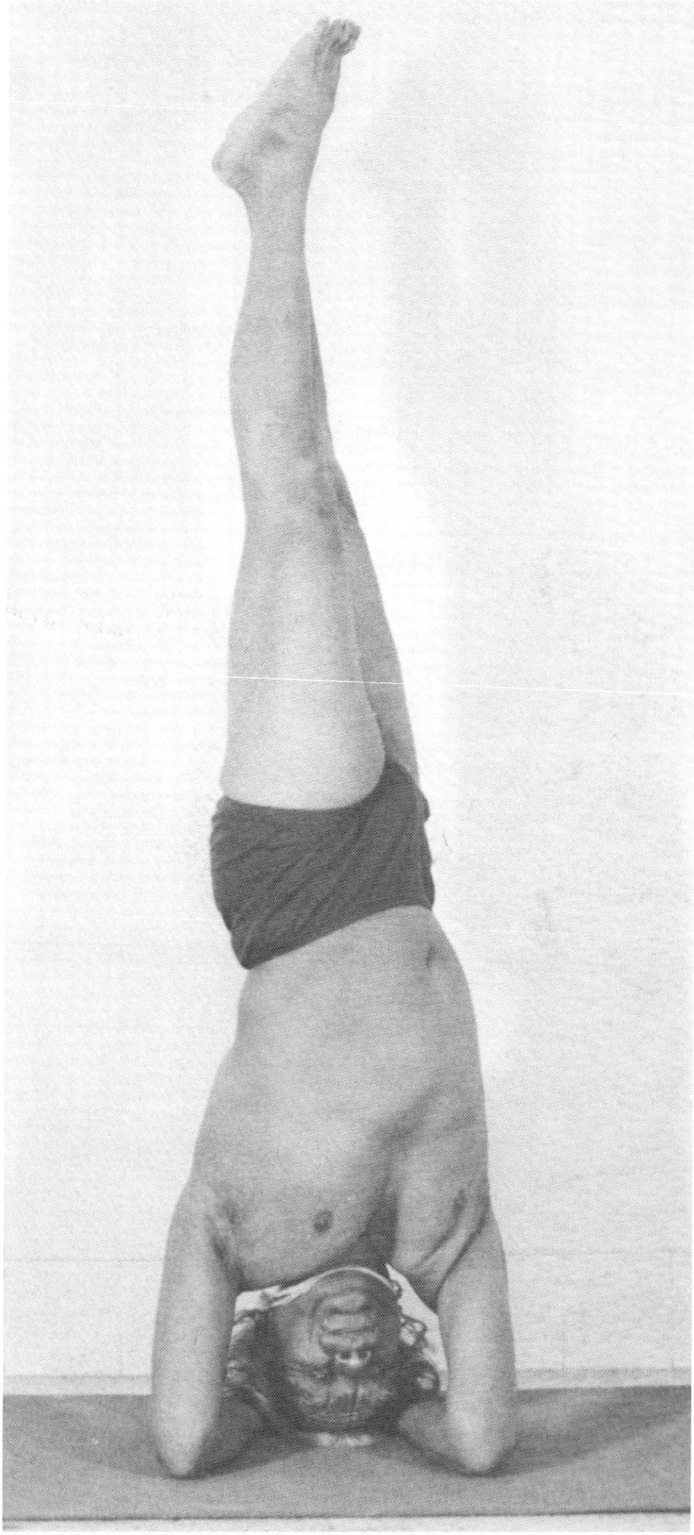

Armoniosas melodías del mundo visto al revés

66 *Pārśva Śīrṣāsana*

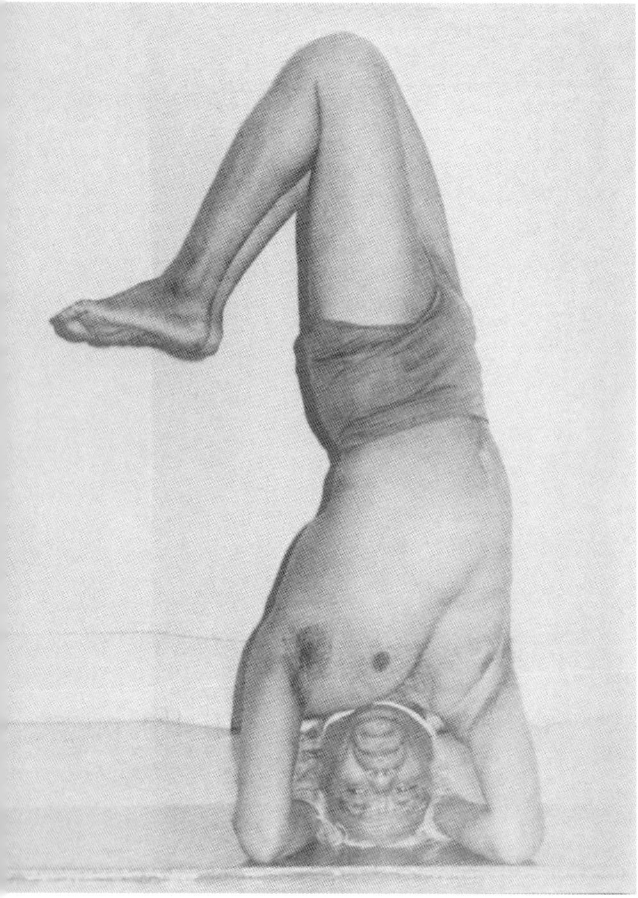

67 *Vīrāsana en Pārśva Śīrṣāsana*

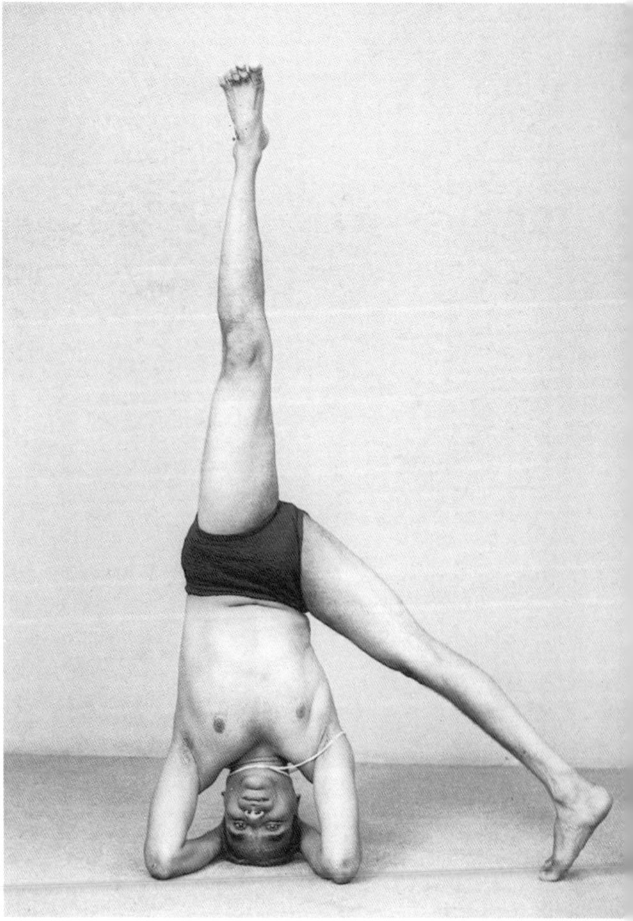

68 *Pārśvaika Pāda Śīrṣāsana*

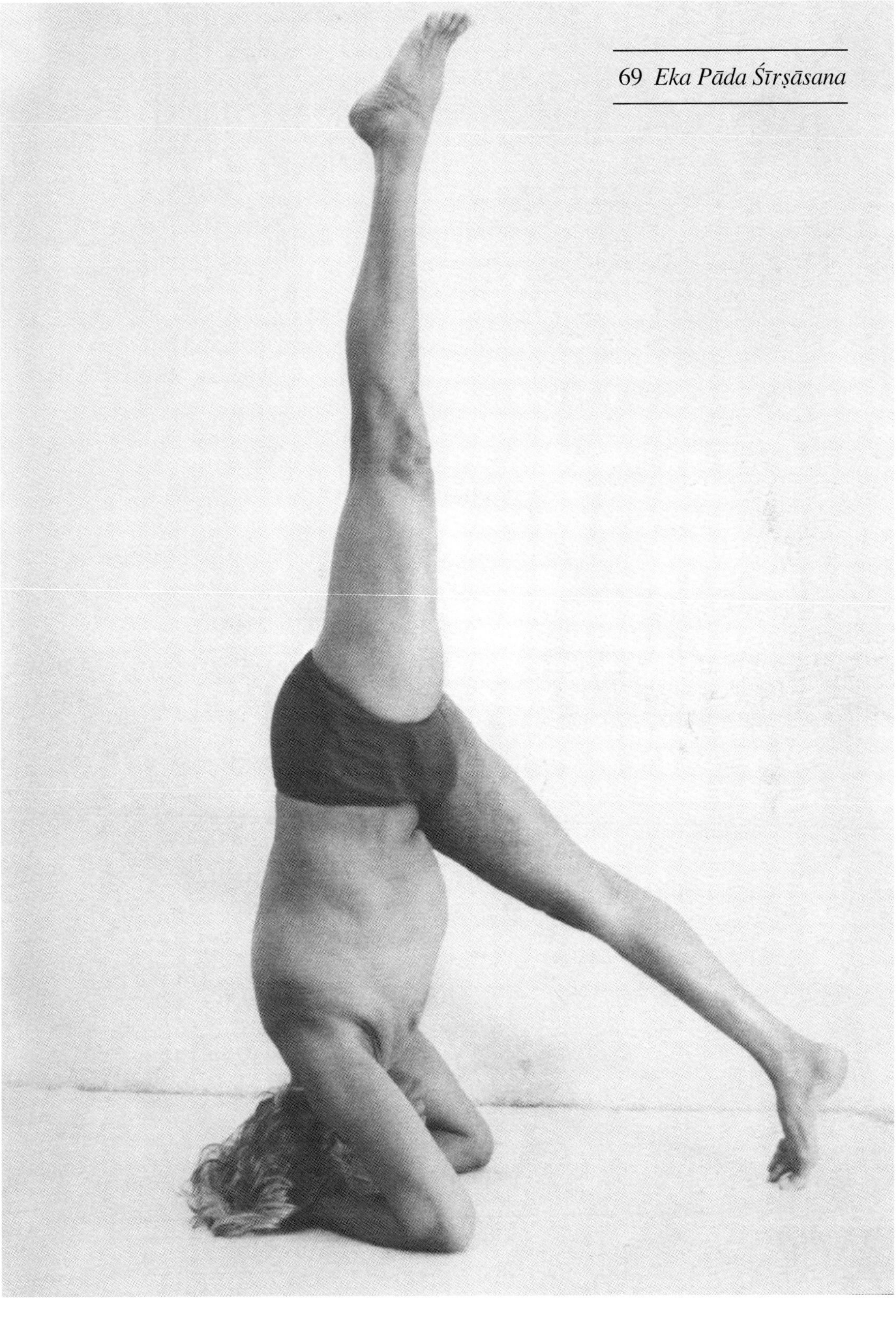

69 *Eka Pāda Śīrṣāsana*

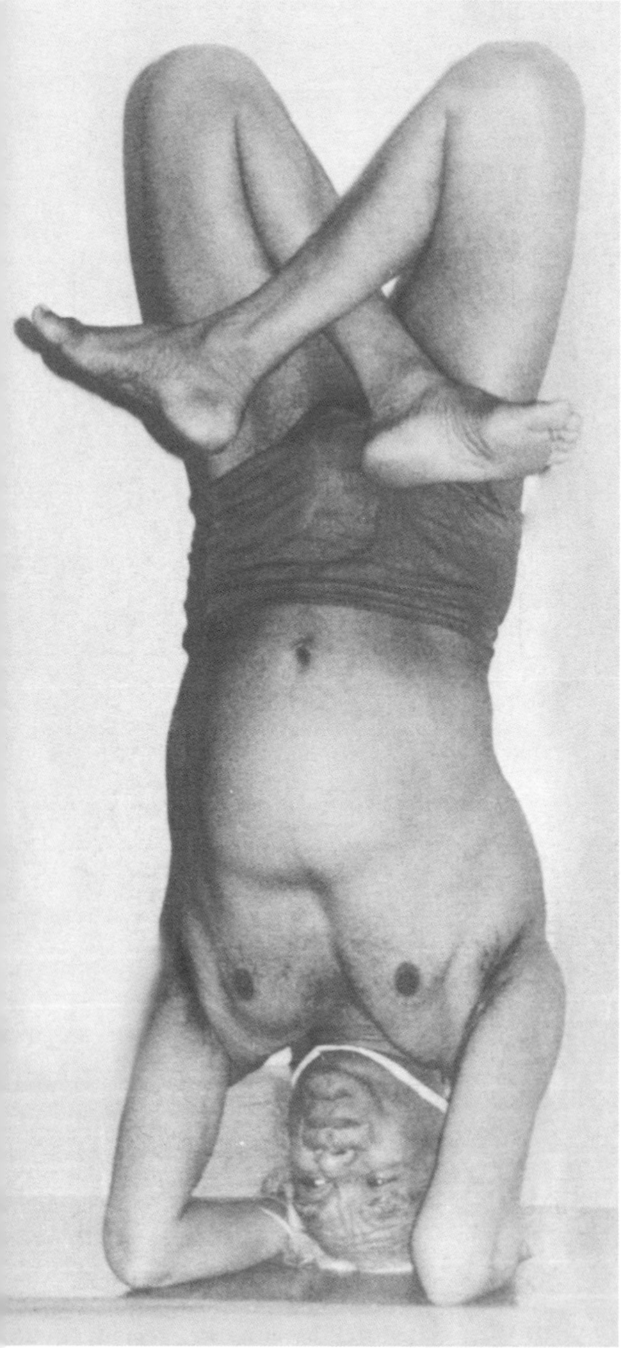

70 *Ūrdhva Padmāsana en Śīrṣāsana*

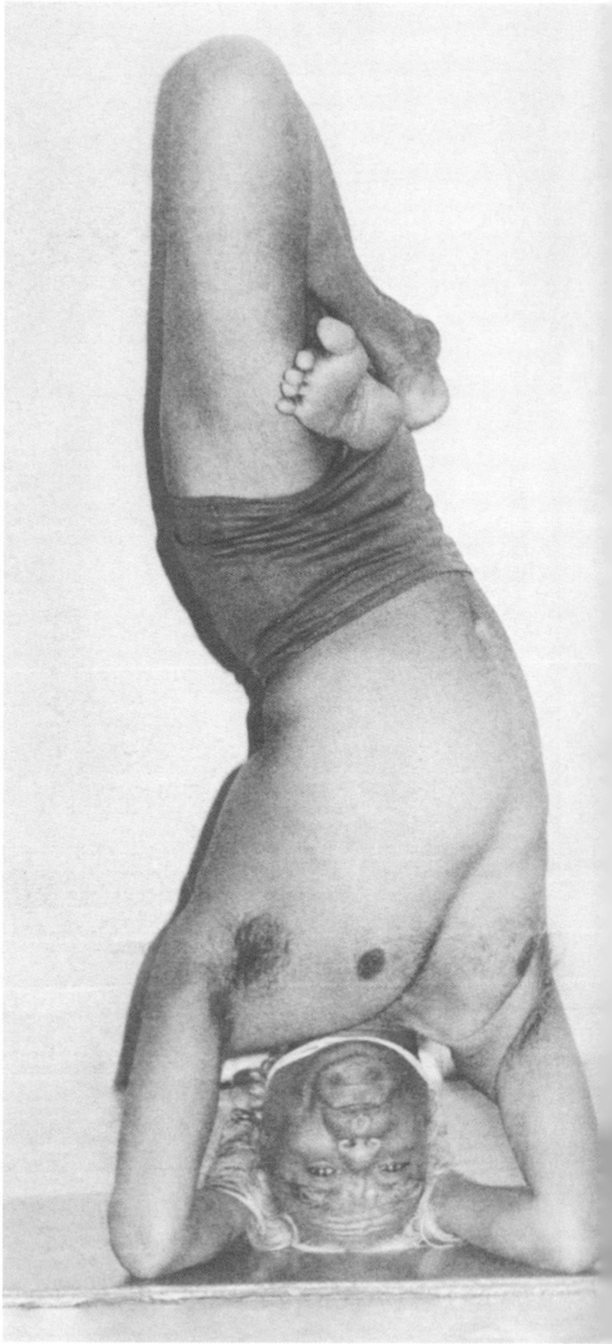

71 *Pārśva Ūrdhva Padmāsana en Śīrṣāsana*

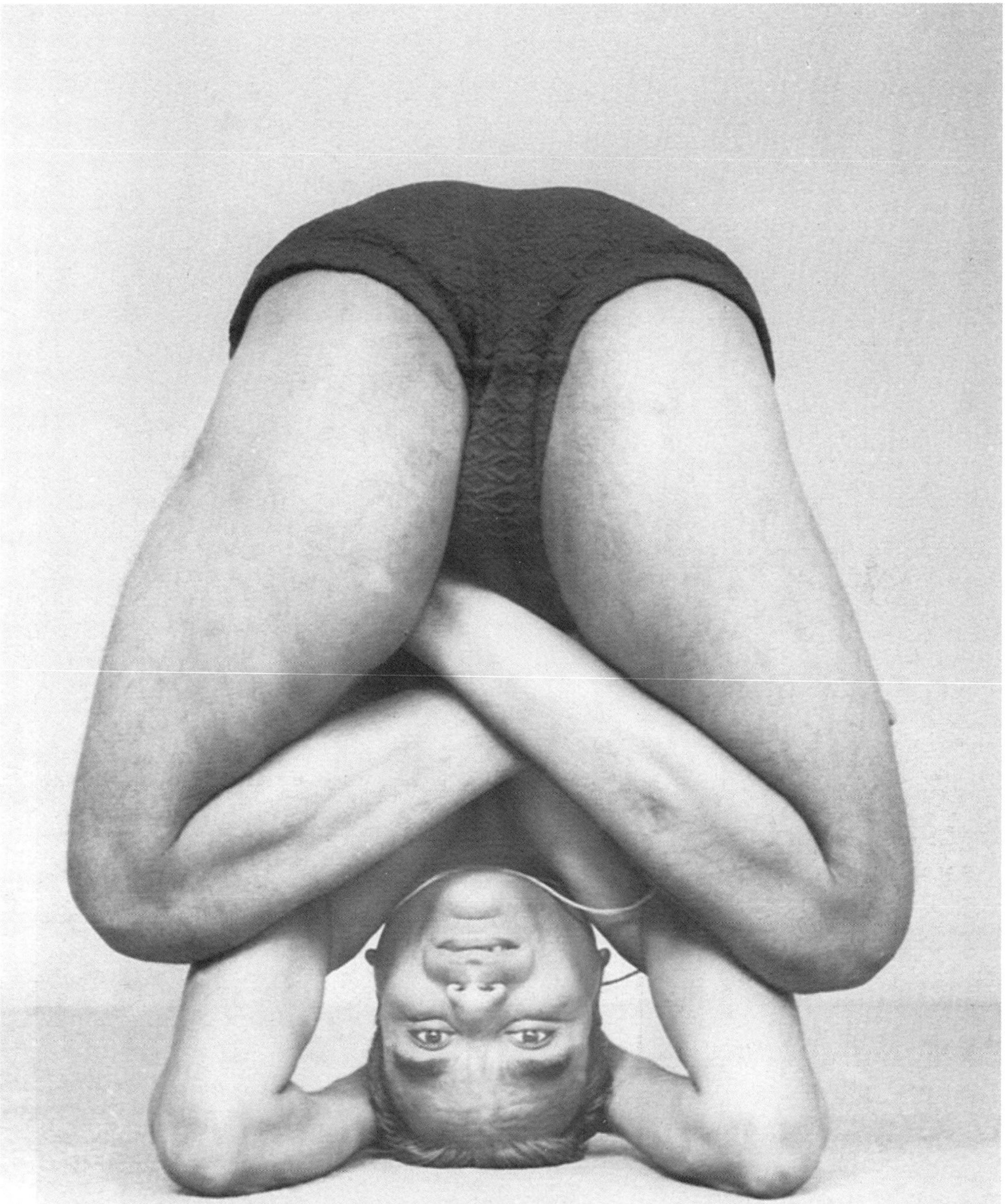

Plenitud

72 *Pinḍāsana en Śīrṣāsana*

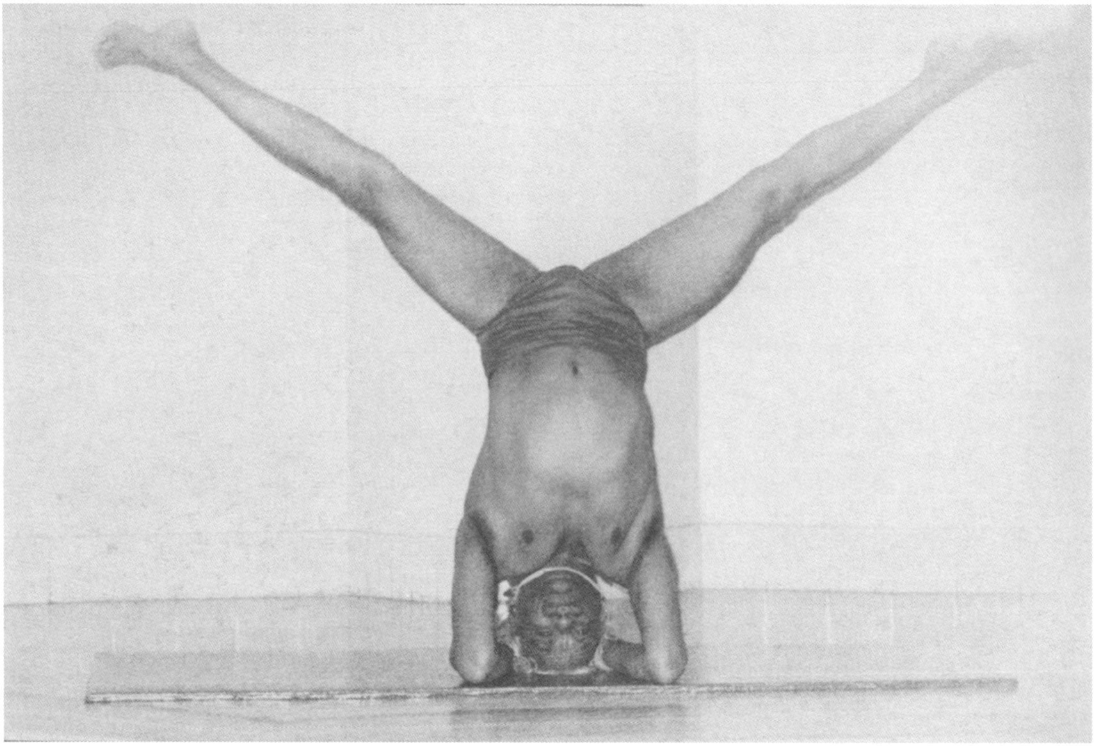

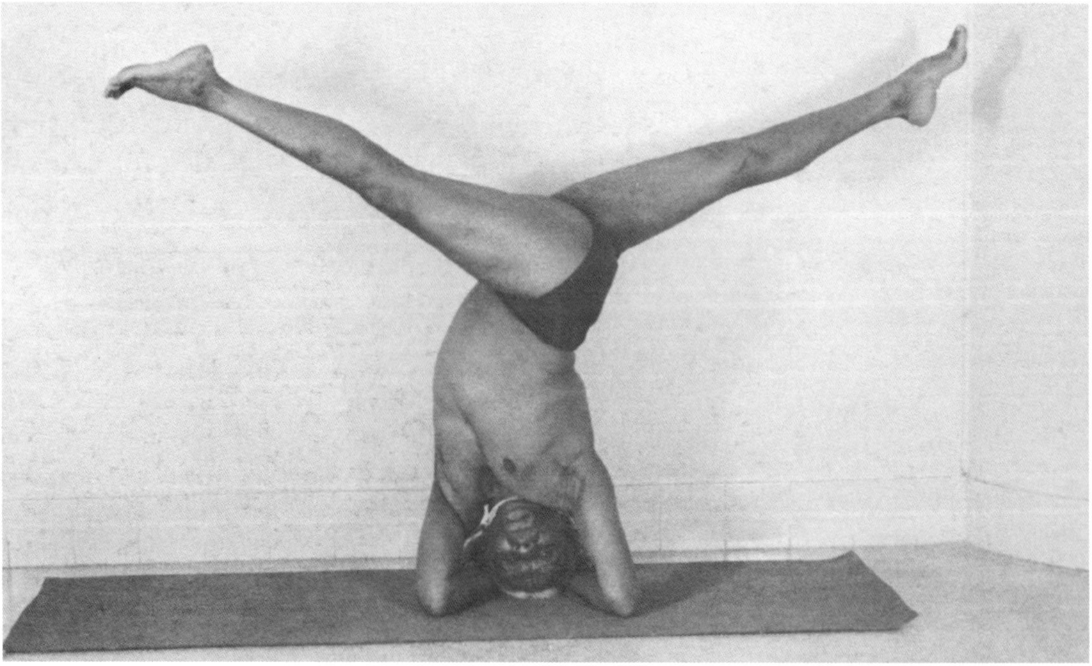

Poderosa zancada en el espacio

73 *Upaviṣṭha Koṇāsana en Śīrṣāsana*

74 *Parivṛttaikapāda Śīrṣāsana*

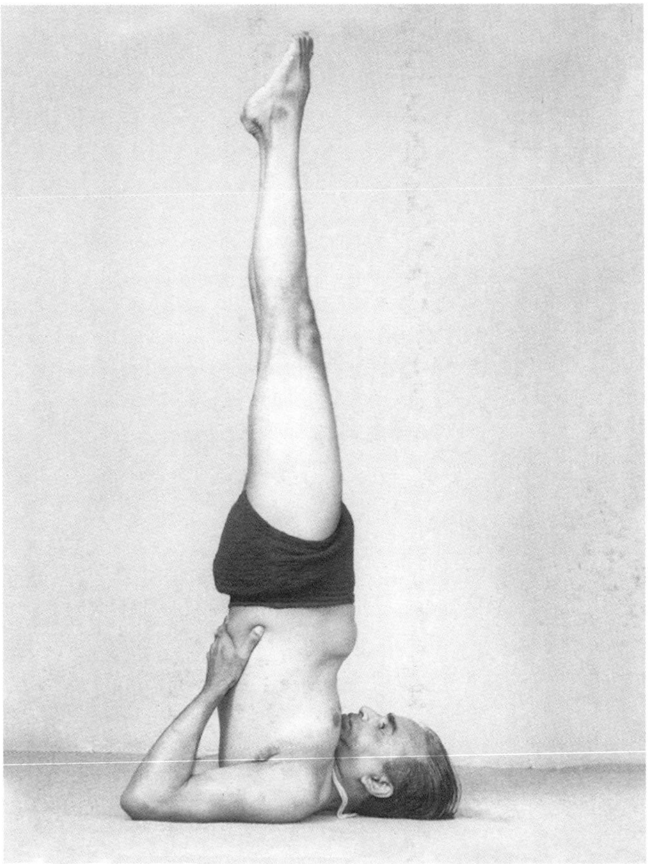

Orquesta sinfónica yóguica

75 *Sālamba Sarvāṅgāsana*

76 *Pārśva Sarvāṅgāsana*

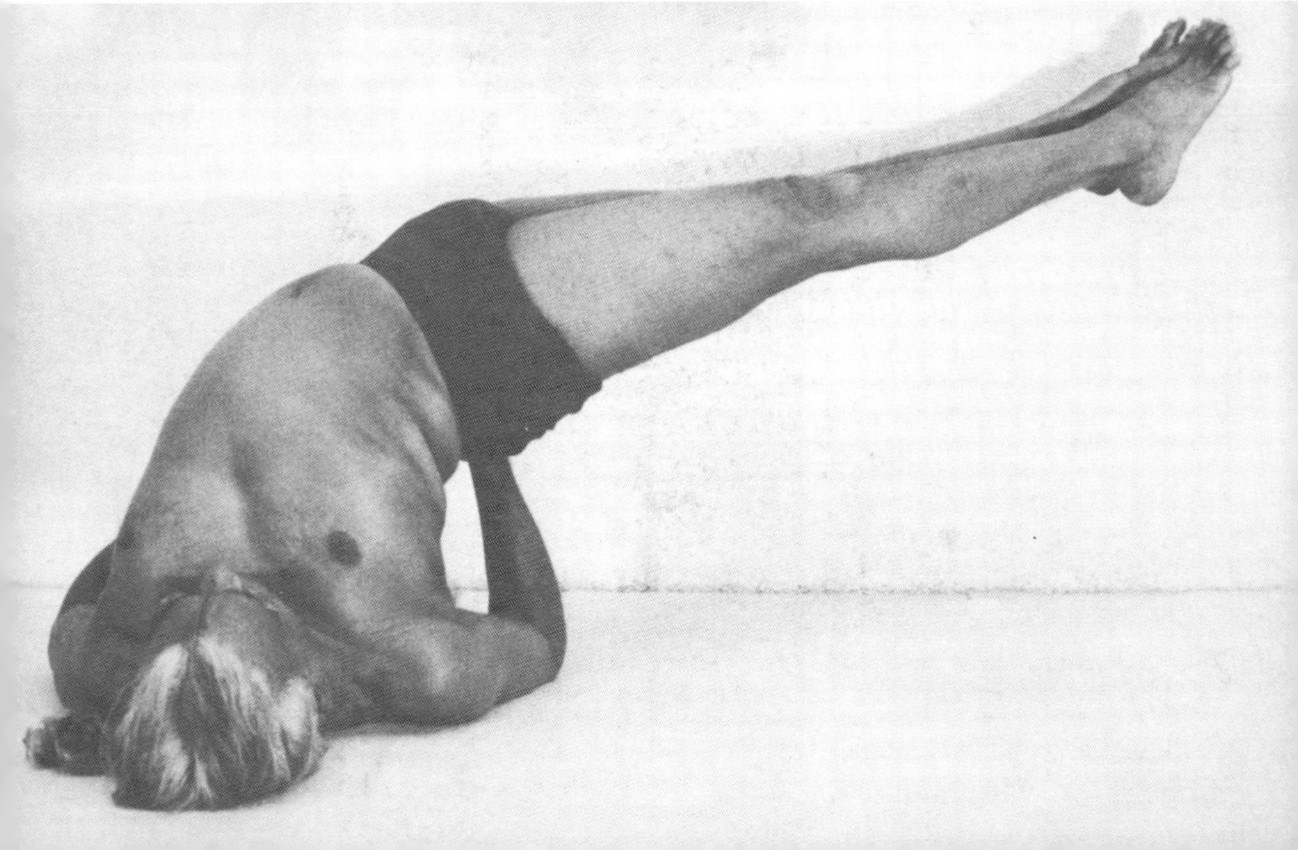

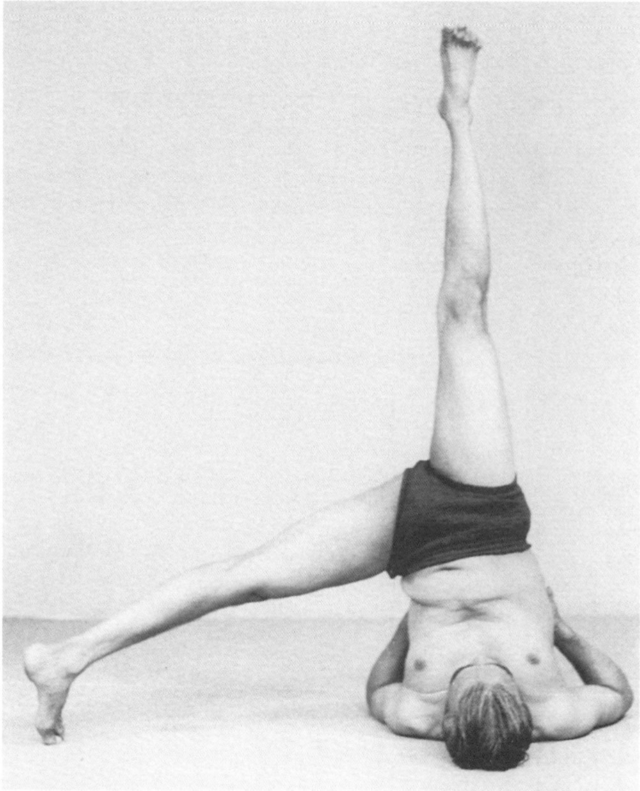

77 *Pārśvaika Pāda Sarvāṅgāsana*

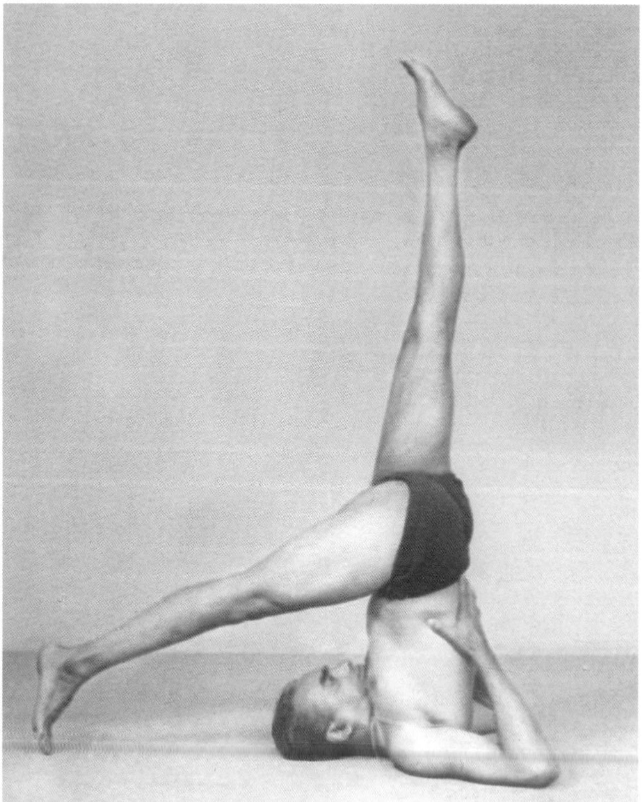

78 *Eka Pāda Sarvāṅgāsana*

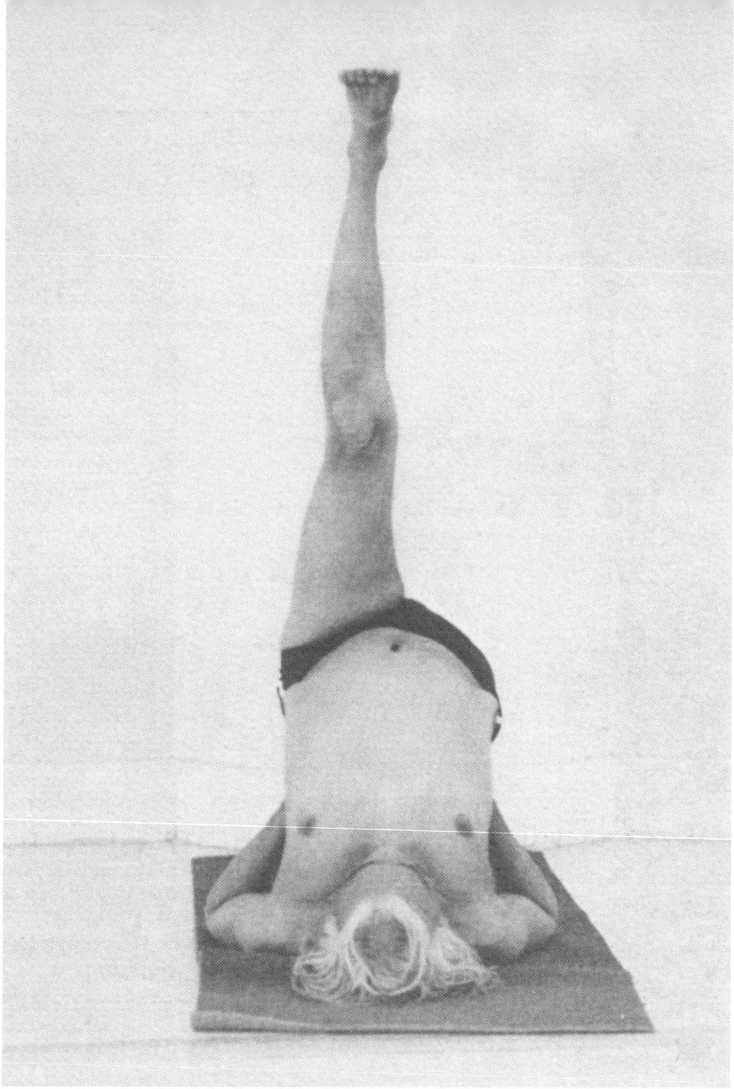

79, 80 *Eka Pāda Uttāna Mayūrāsana*

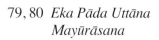

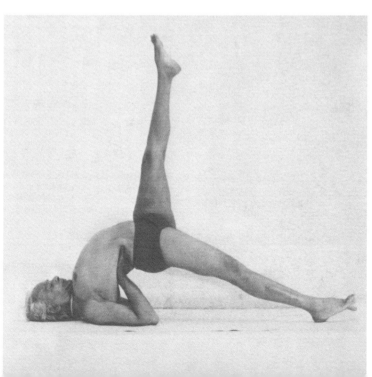

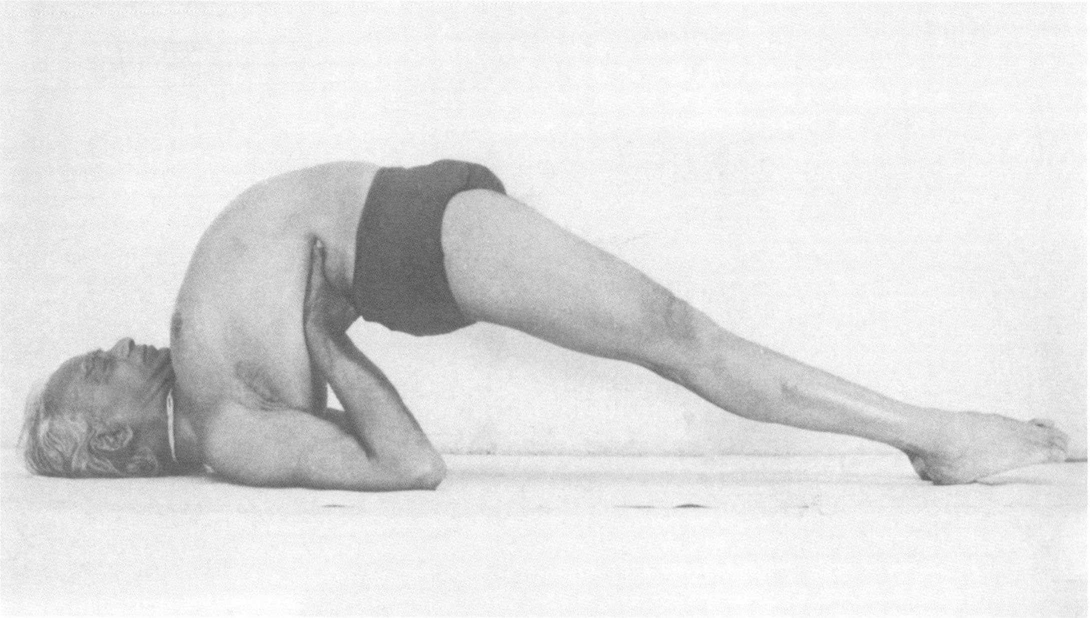

Regocijante ascensor

81 *Uttāna Mayūrāsana*

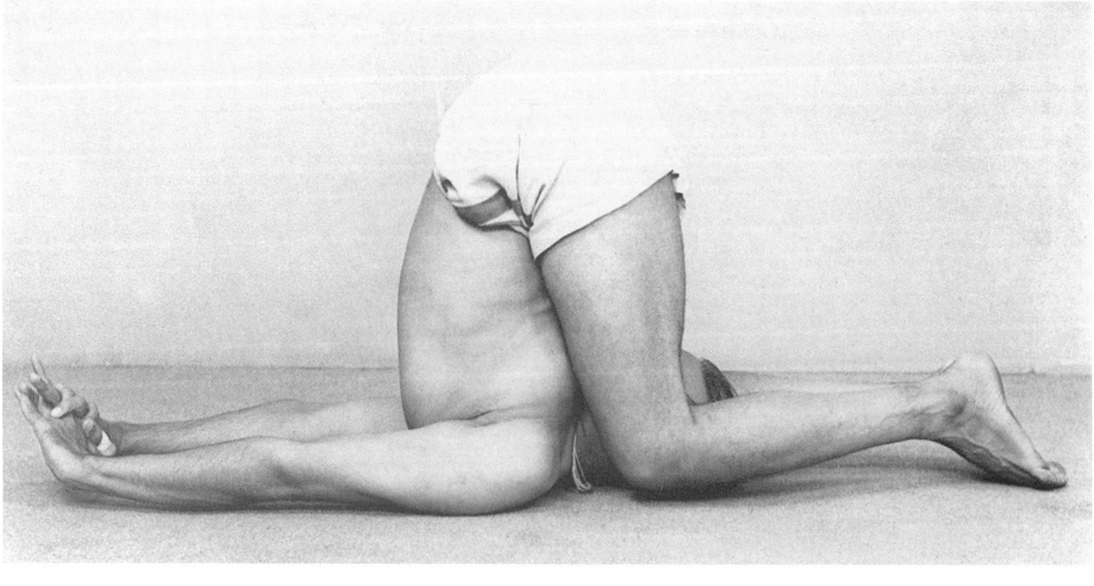

No escuches la maldad, no veas la maldad, no hables con maldad

82 *Karṇapīḍāsana*

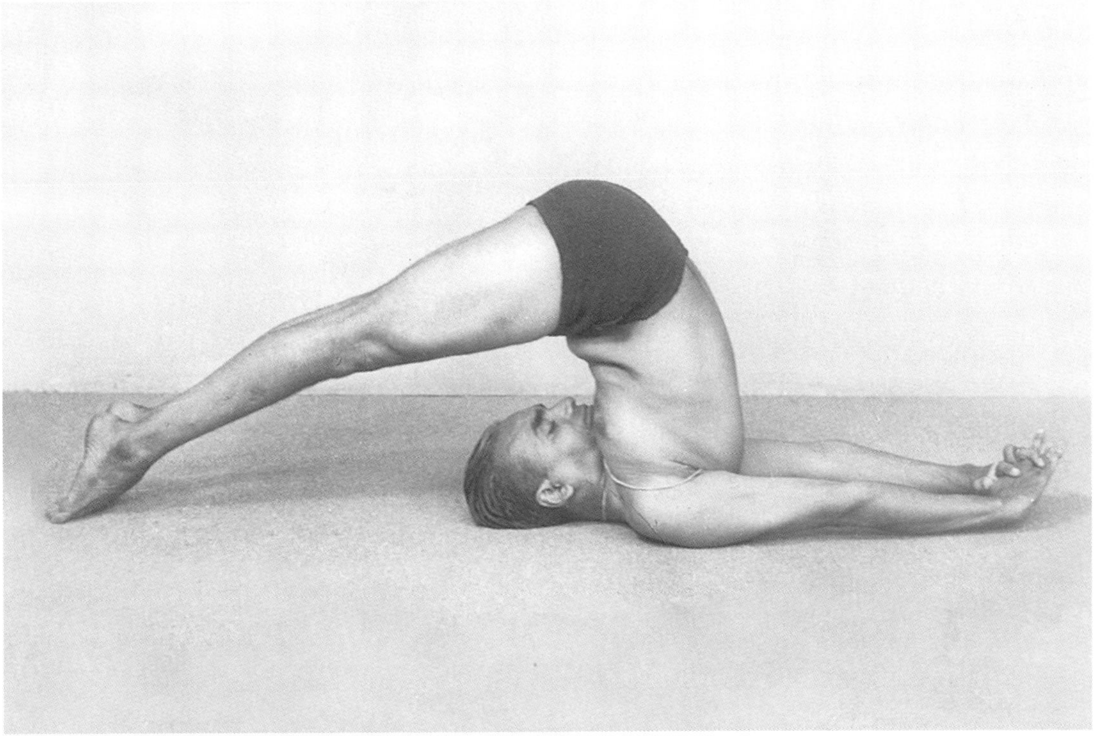

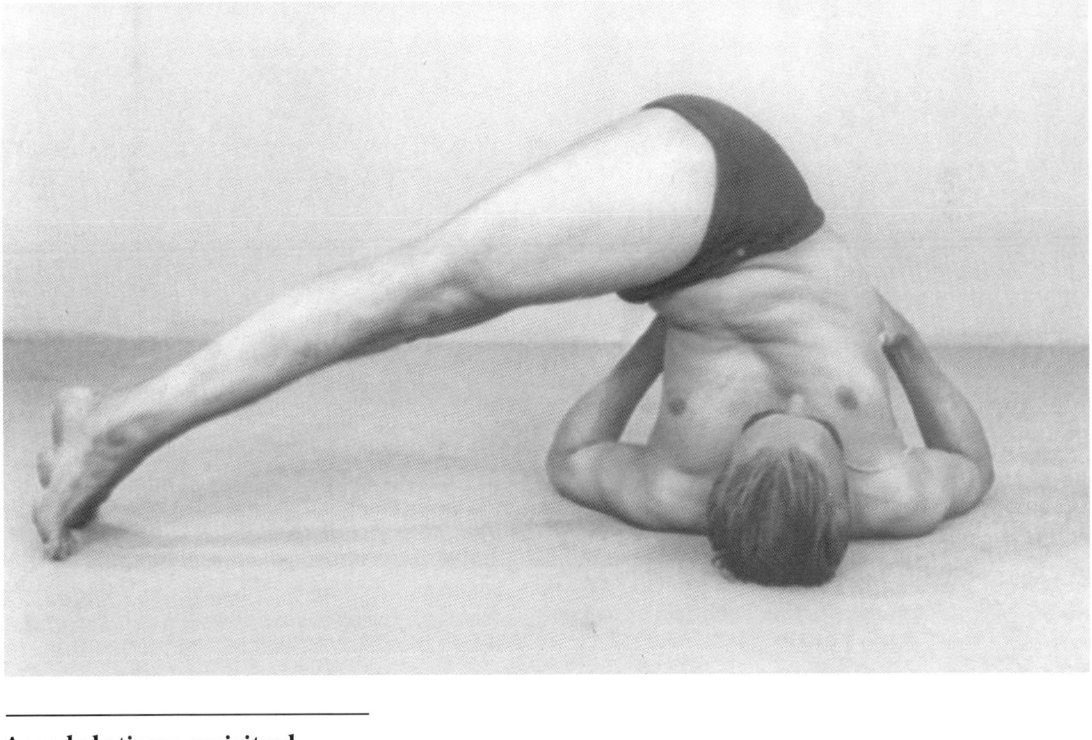

Arando la tierra espiritual

83 *Halāsana*

84 *Pārśva Halāsana*

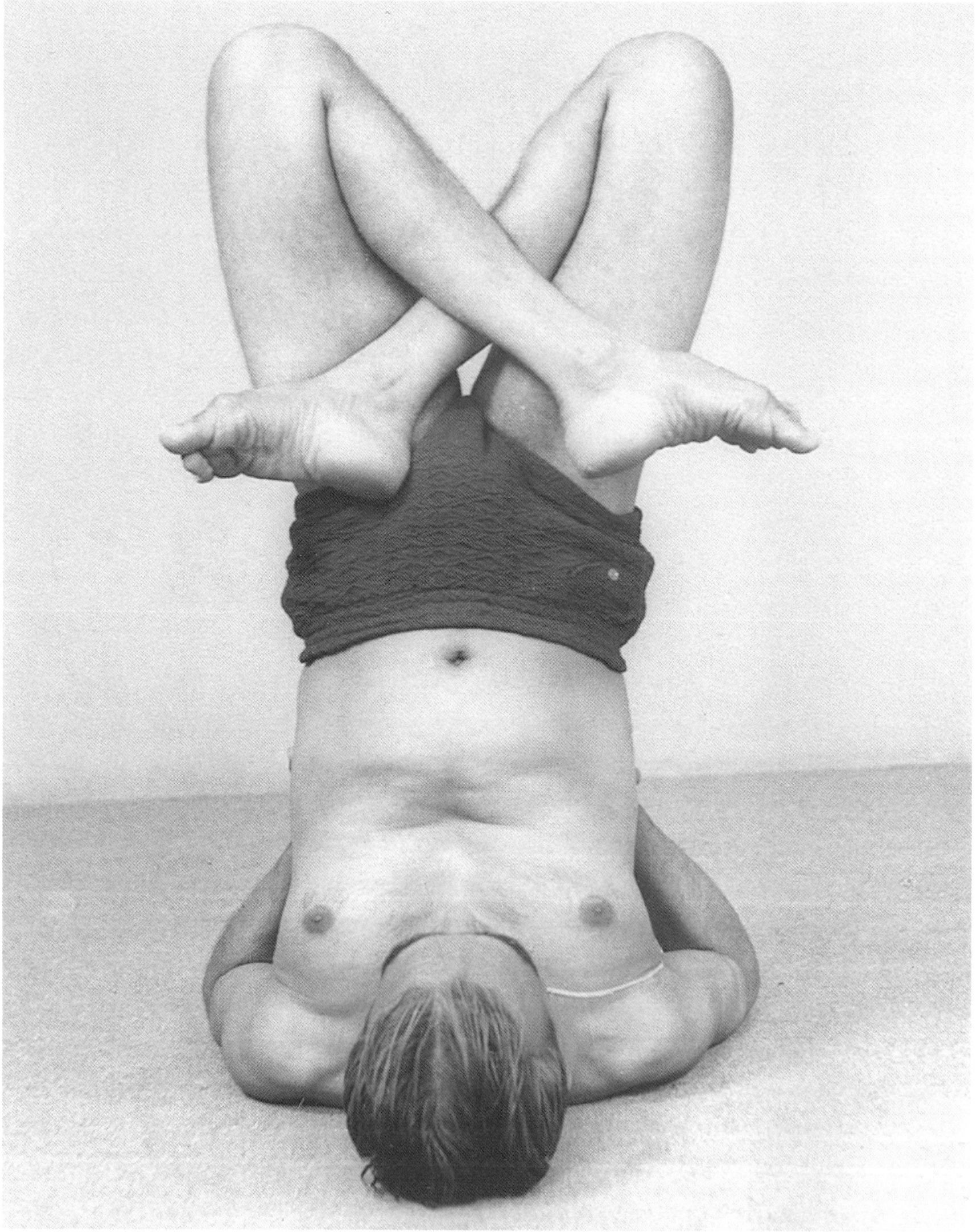

El loto se balancea

85 *Ūrdhva Padmāsana en Sarvāṅgāsana*

86 *Pārśva Ūrdhva Padmāsana en Sarvāṅgāsana*

87 *Uttāna Padma Mayūrāsana*

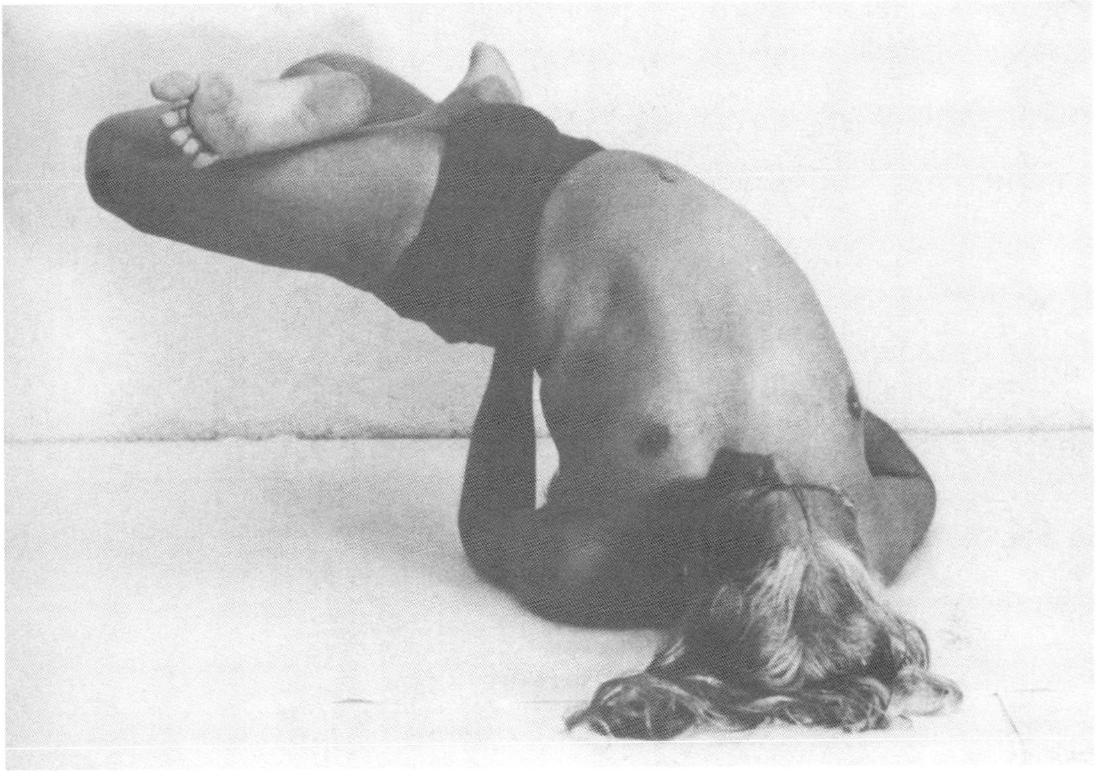

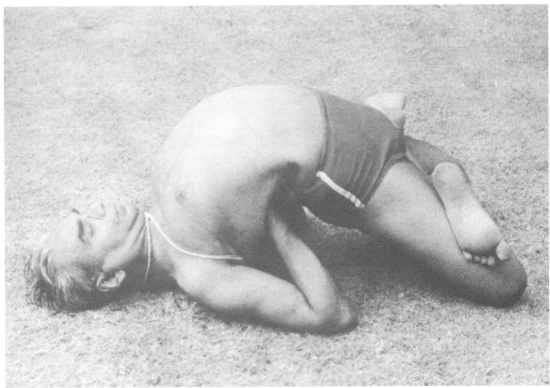

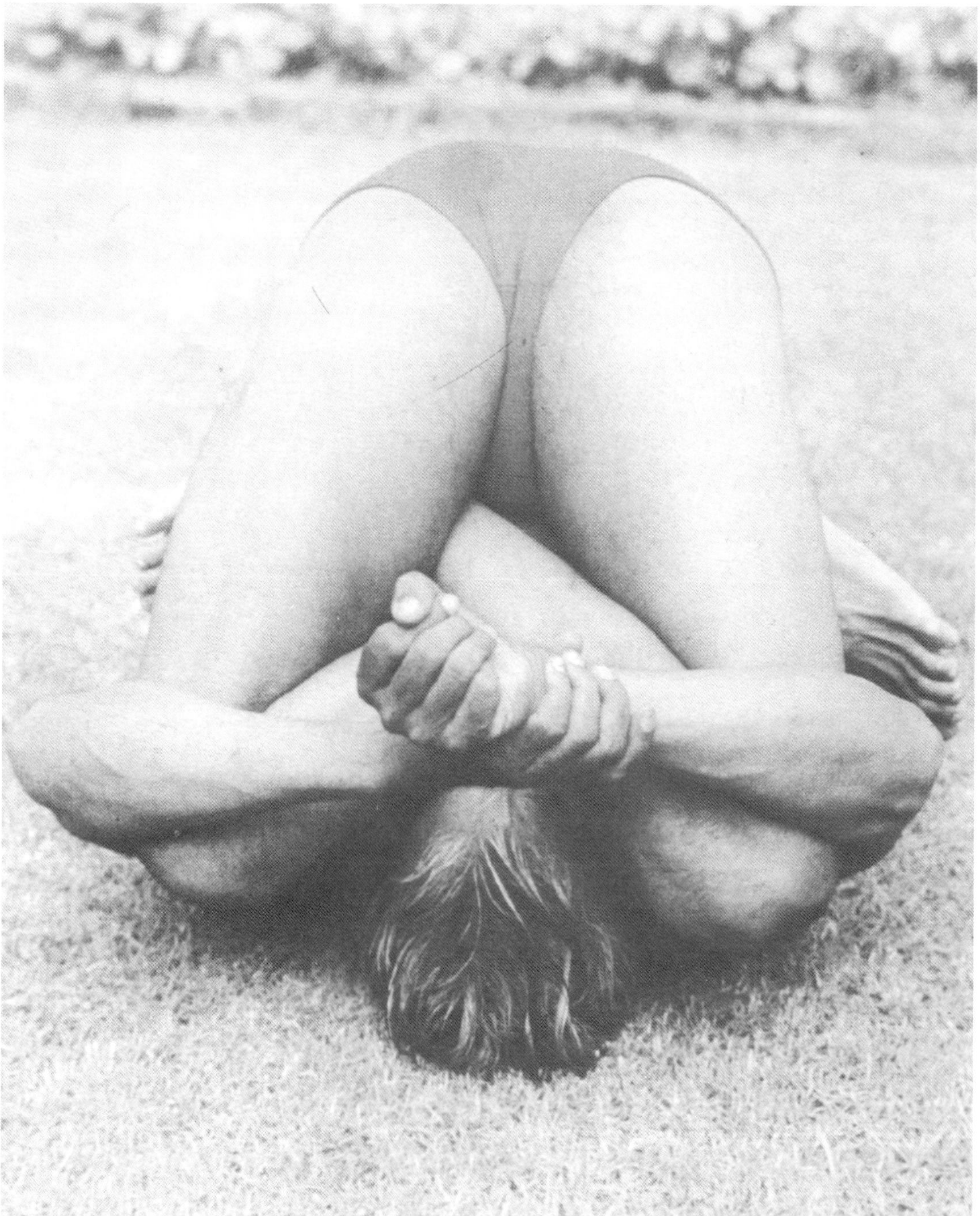

Nudos de contento

88 *Piṇḍāsana en Sarvāṅgāsana*

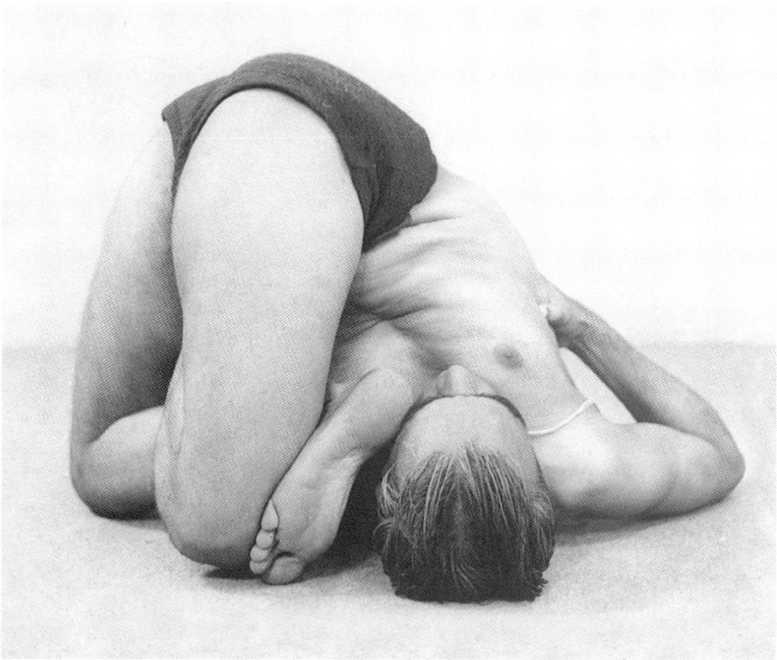

¡Qué manera tan revitalizadora de aliviar los dolores de espalda!

89, 90 *Pārśva Pinḍāsana en Sarvāṅgāsana*

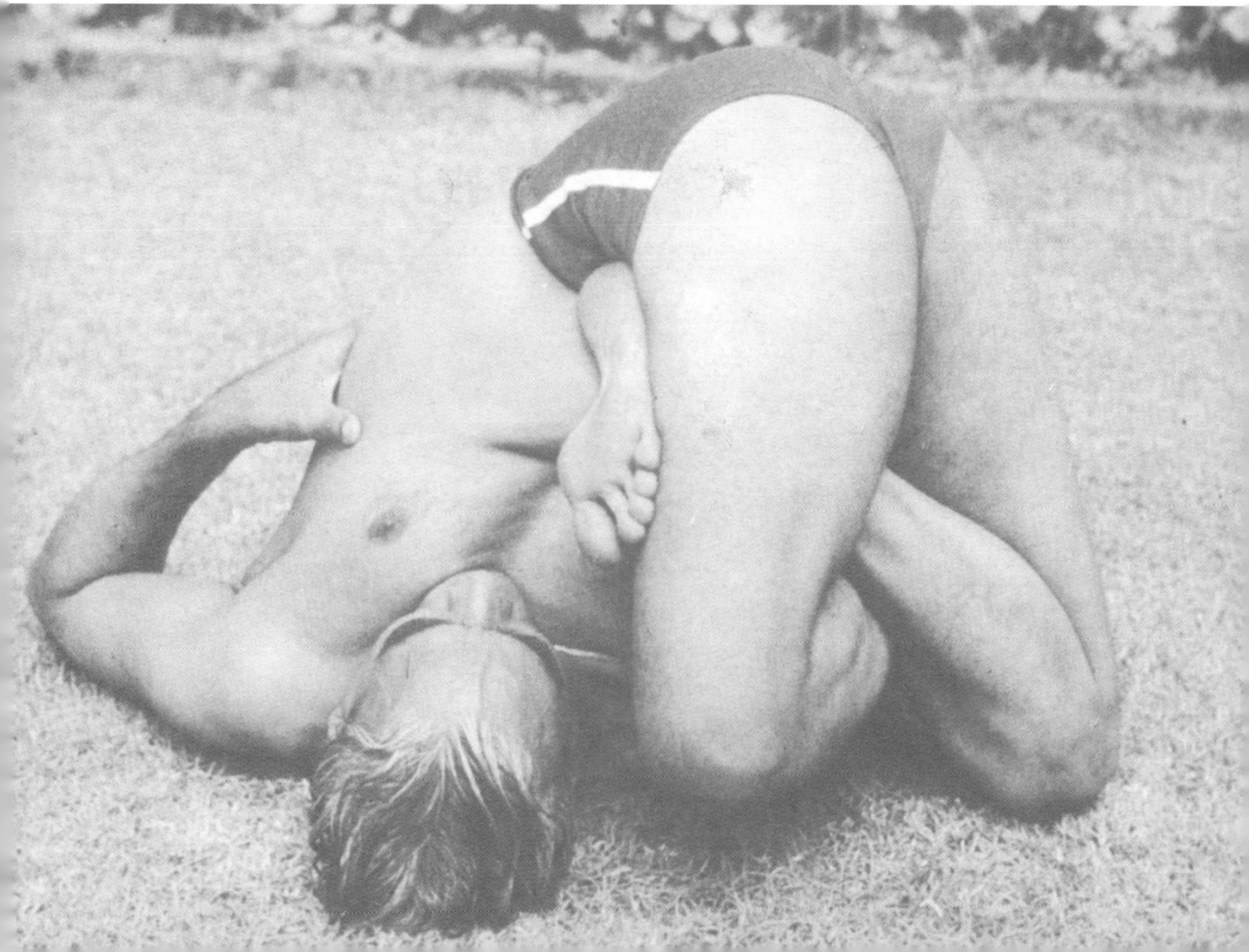

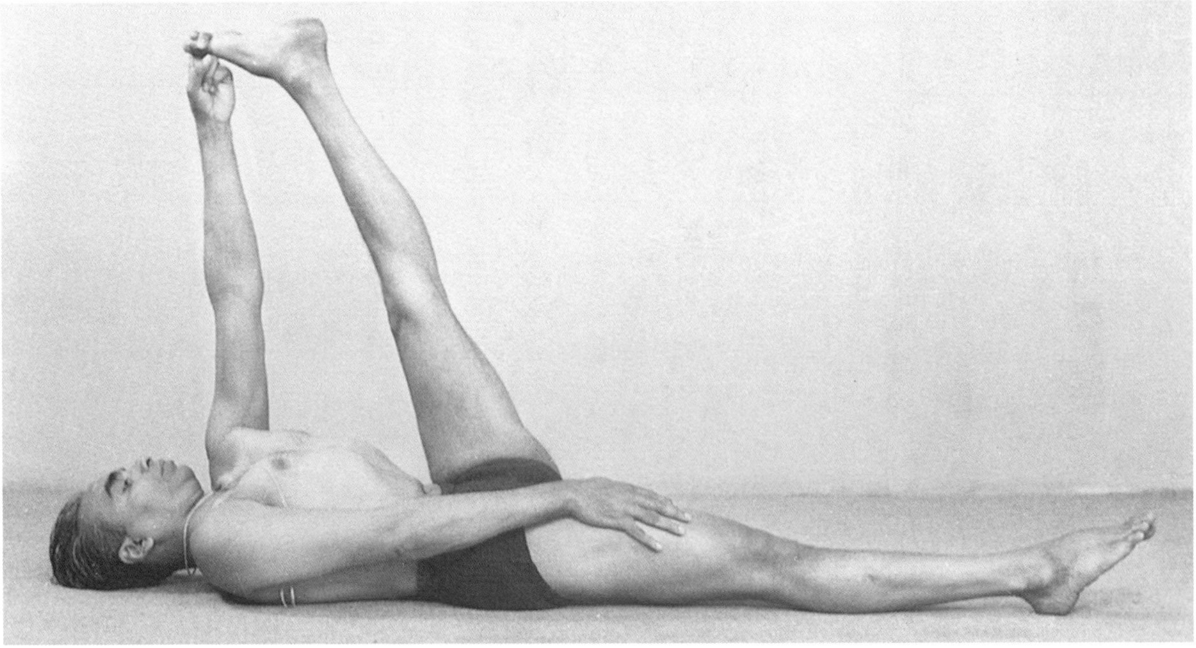

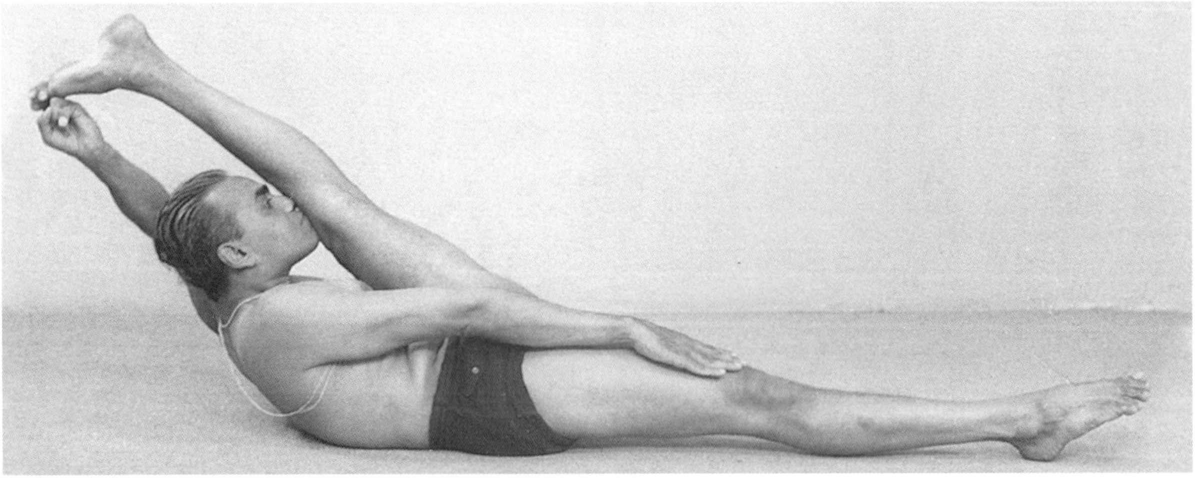

Torres de acero

91, 92, 93 *Supta Pādānguṣṭhāsana*

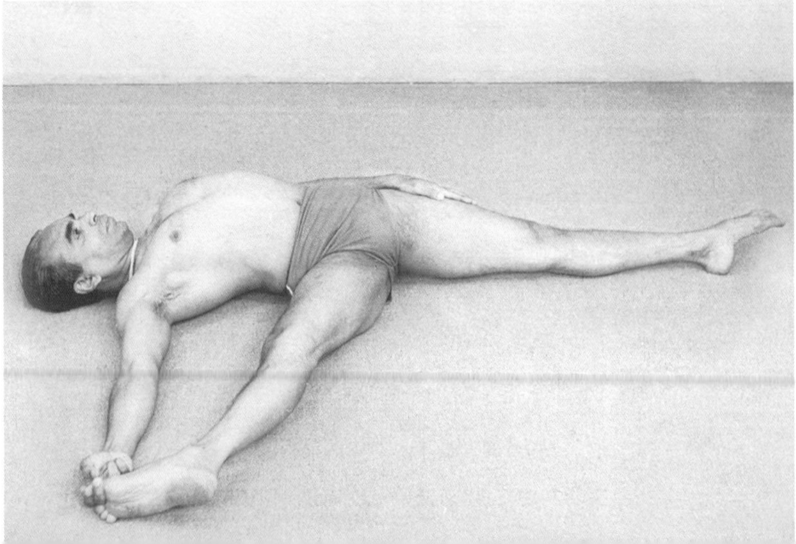

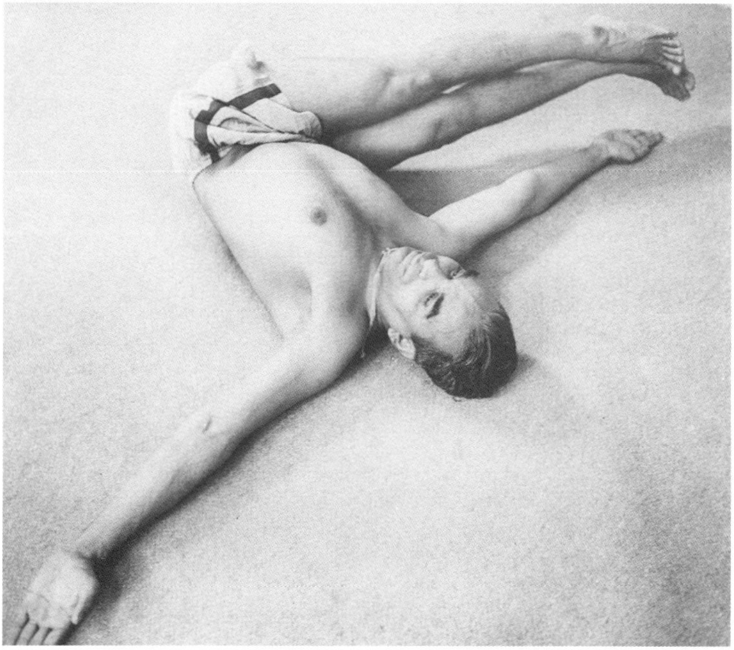

La justicia demorada es justicia denegada

94 *Jaṭhara Parivartanāsana*

La llama primera de la creación

95 *Anantāsana*

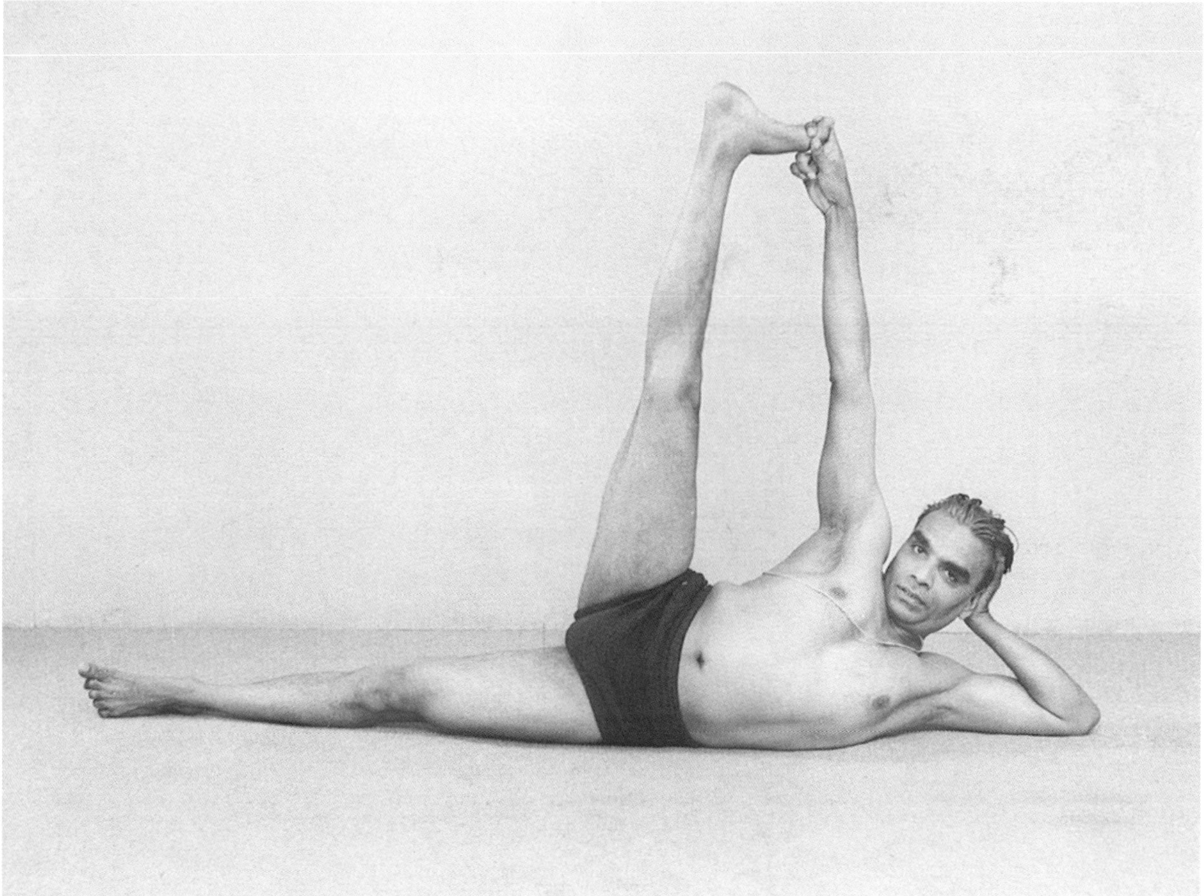

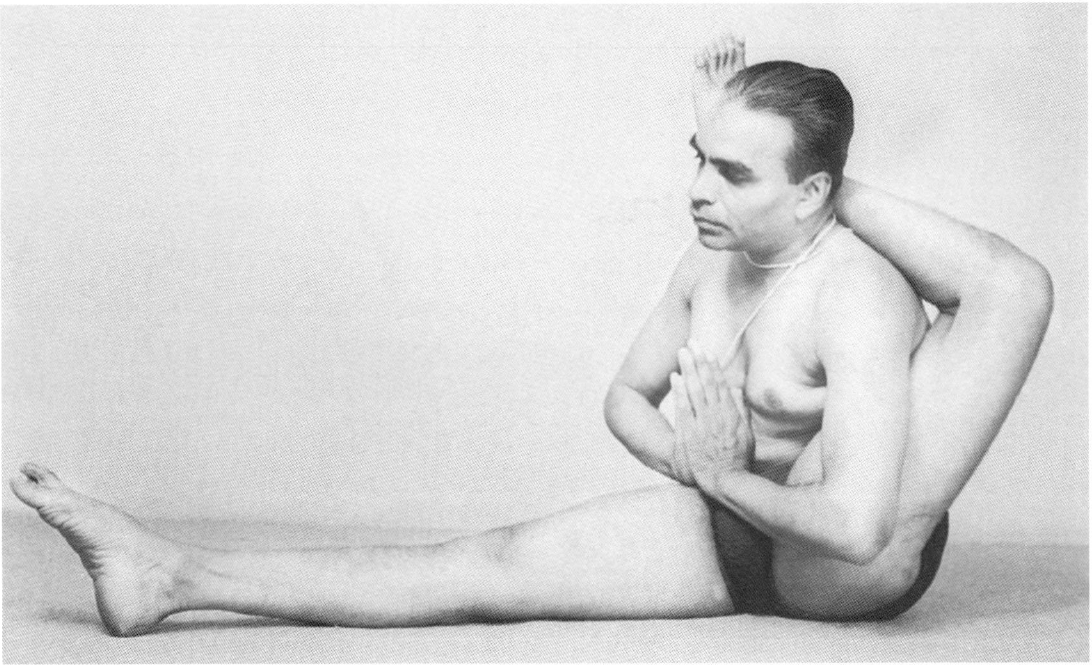

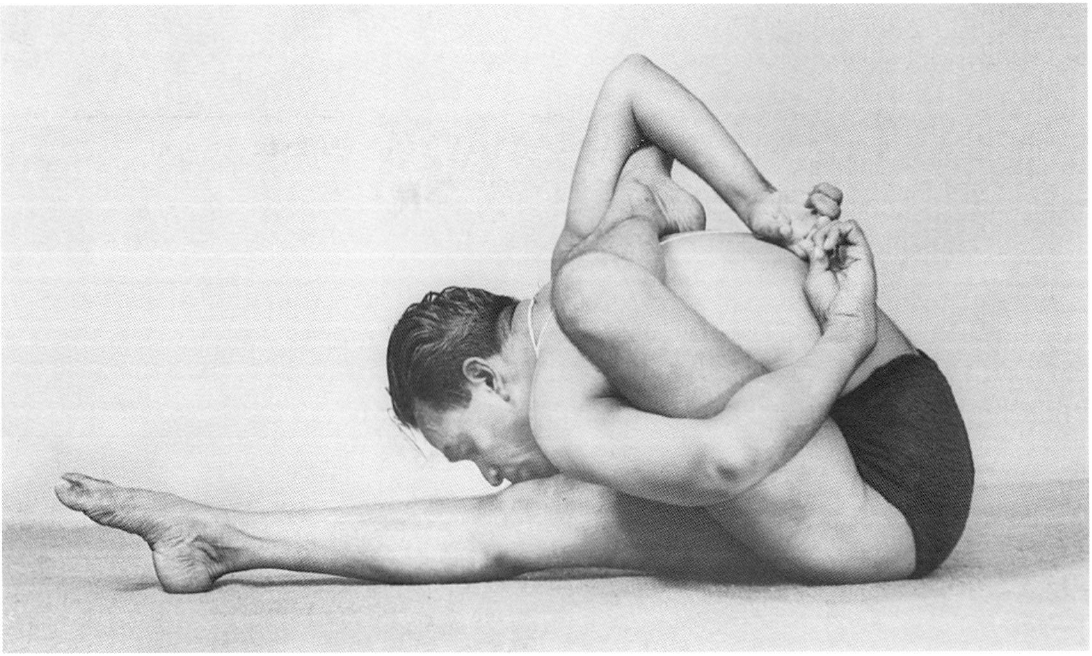

La penitencia del yogui

96 *Eka Pāda Śīrṣāsana*

Fantástico

97 *Kapilāsana*

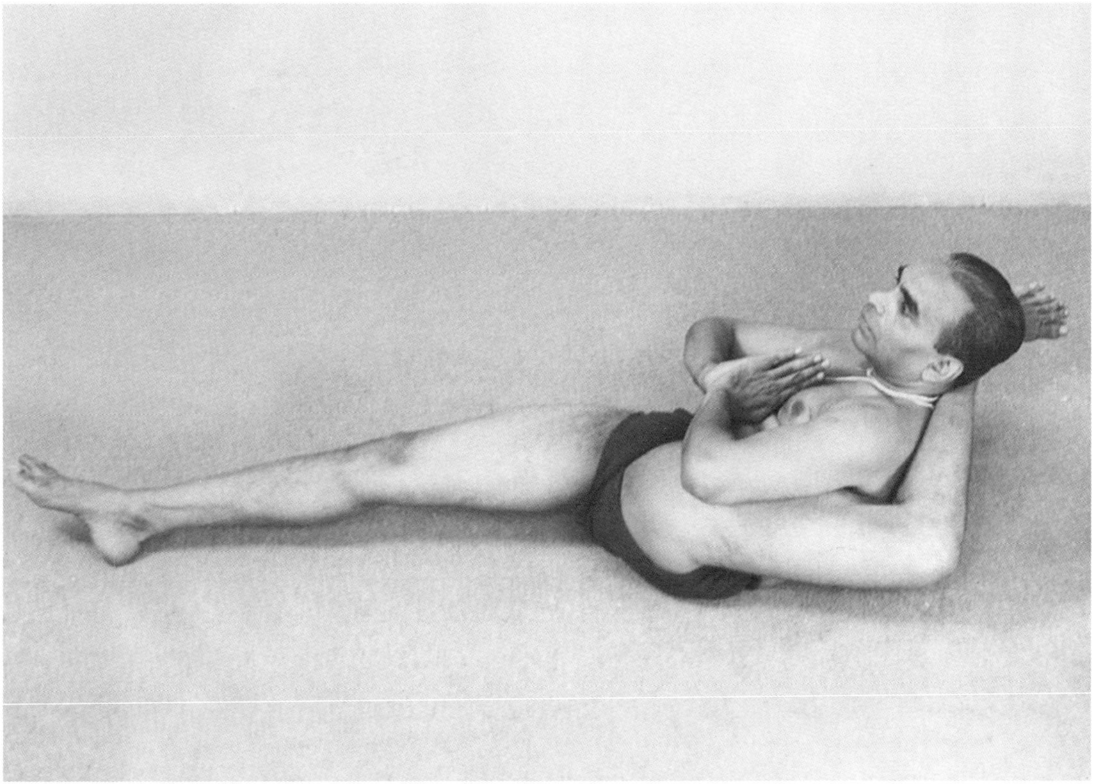

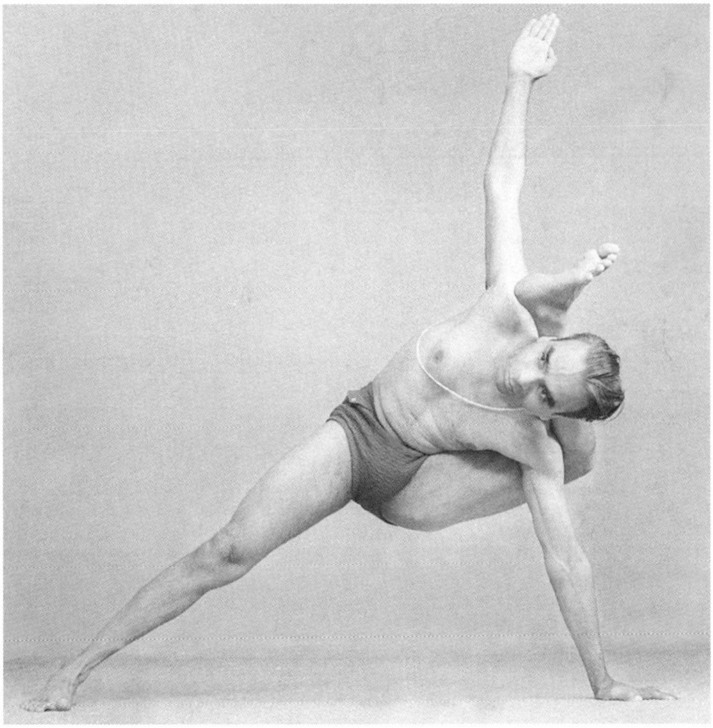

El diván del yogui

98 *Bhairavāsana*

Terror es Tu nombre

99 *Kāla Bhairavāsana*

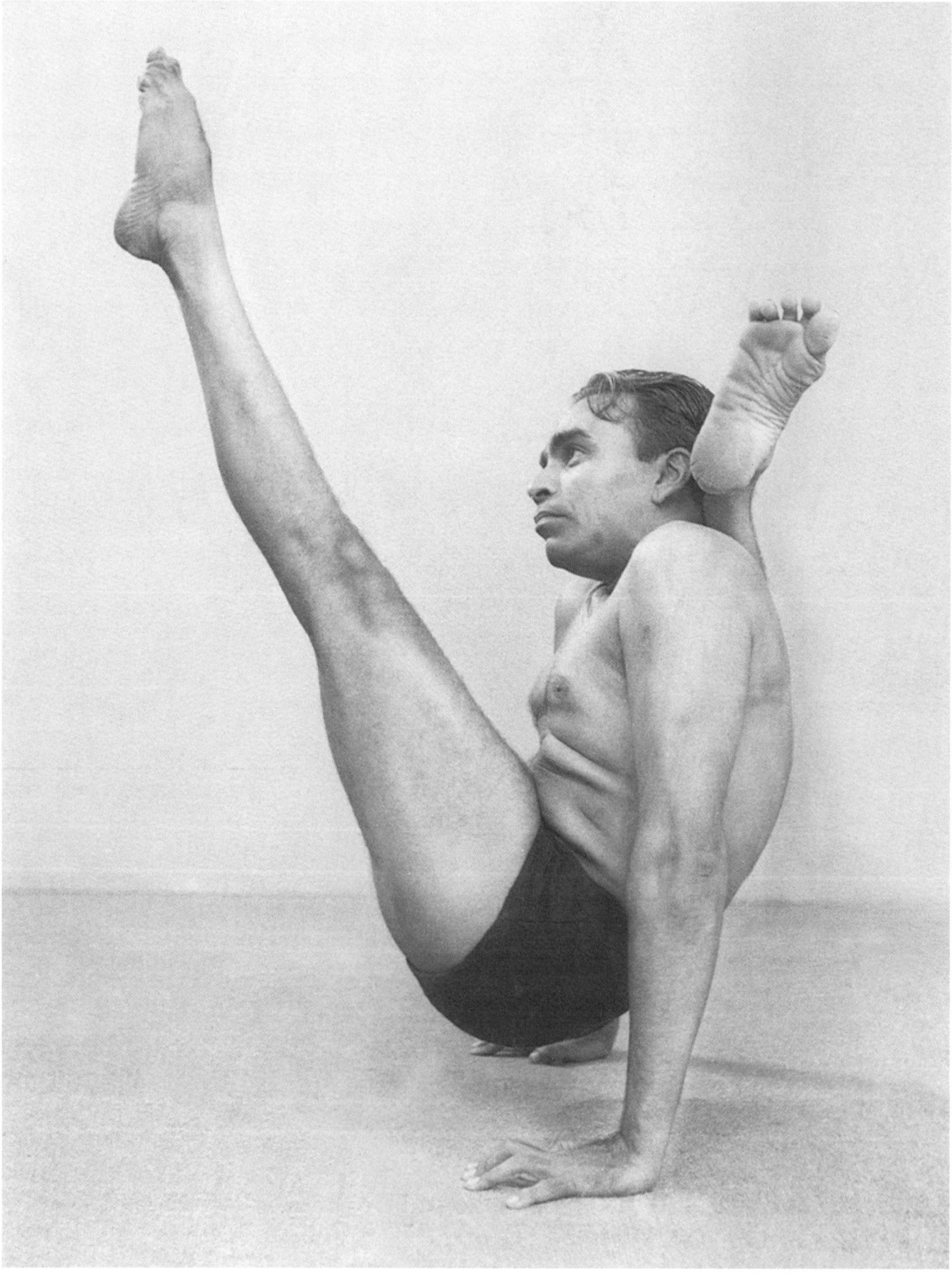

«V» de victoria

100 *Chakorāsana*

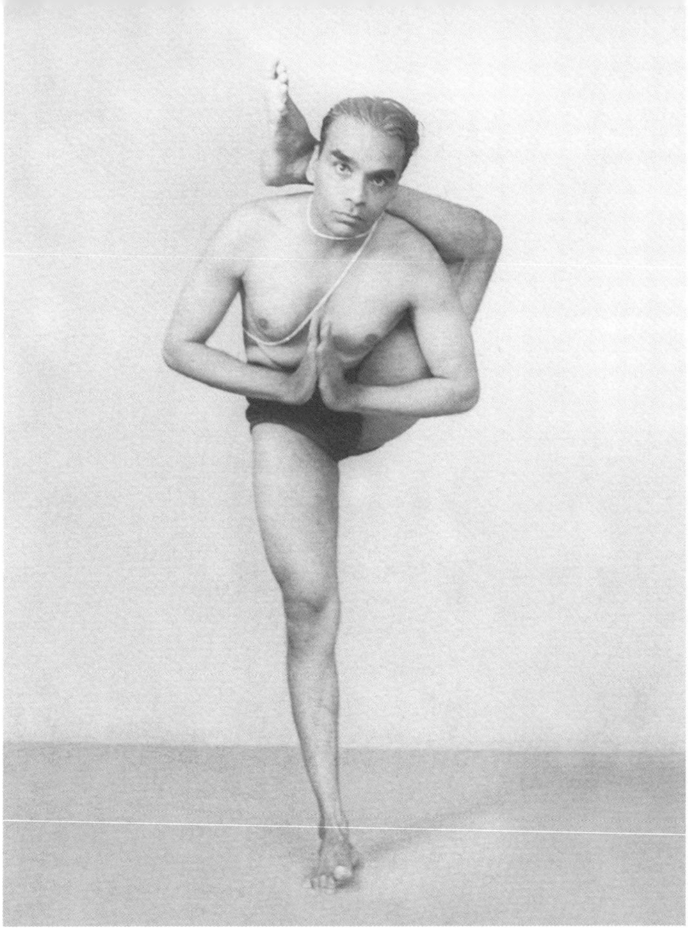

Homenaje a un irascible sabio llamado Dūrvāsa

101 *Dūrvāsāsana*

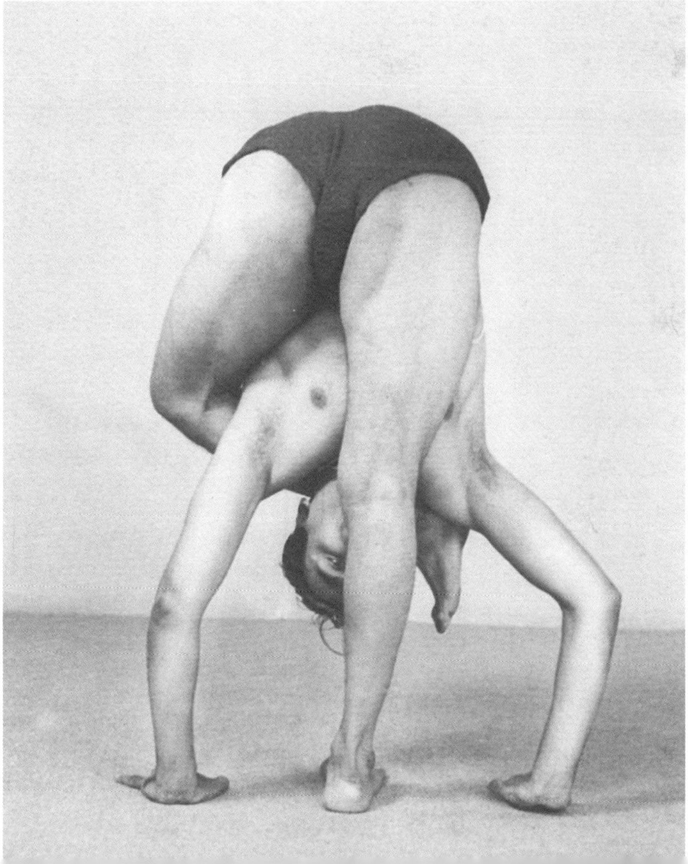

Adoración

102 *Ṛichikāsana*

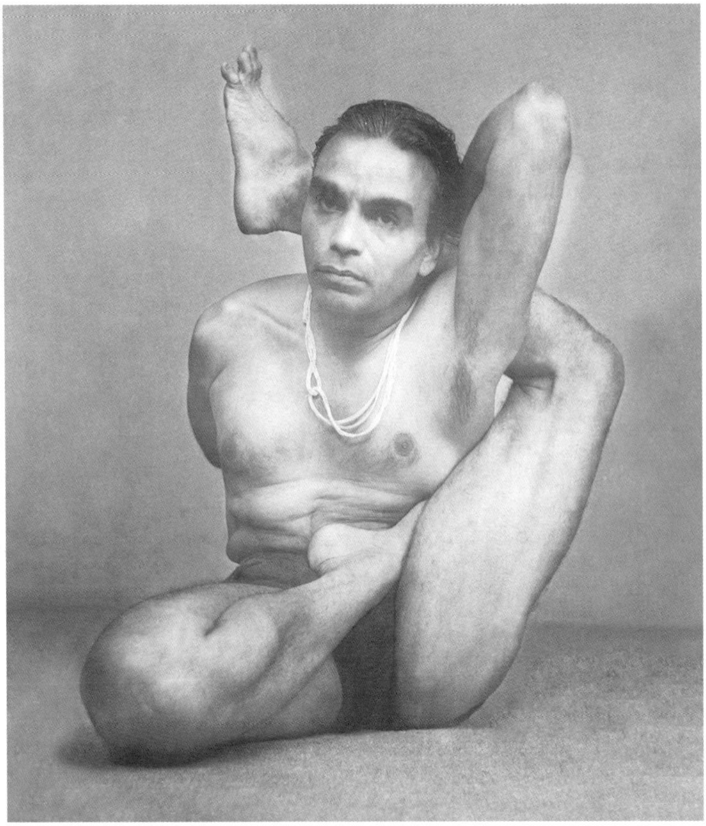

Combate de lucha libre

103 *Viranchyāsana I*

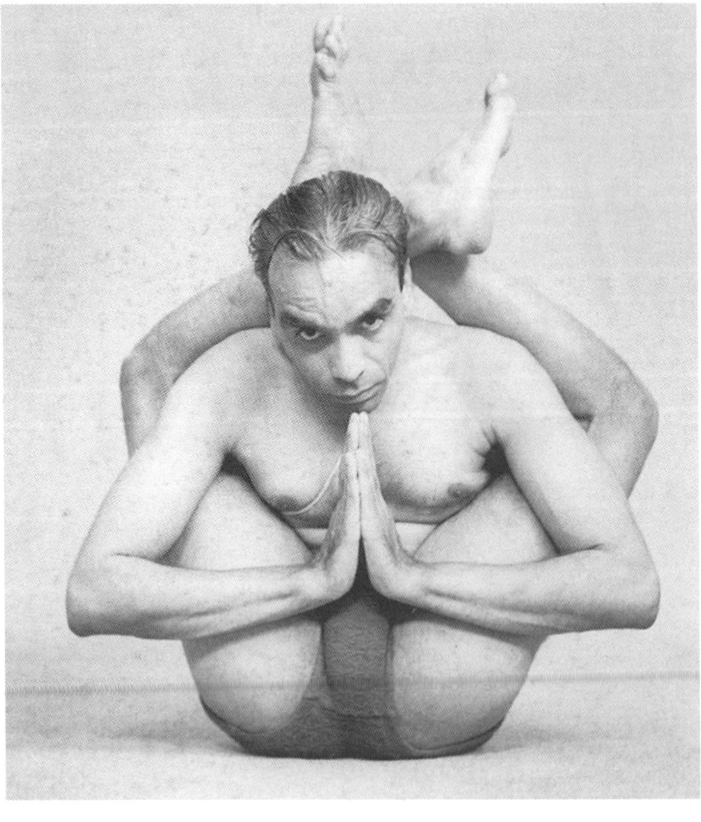

¿Alguien ha visto mis piernas?

104 *Dwi Pāda Śīrṣāsana*

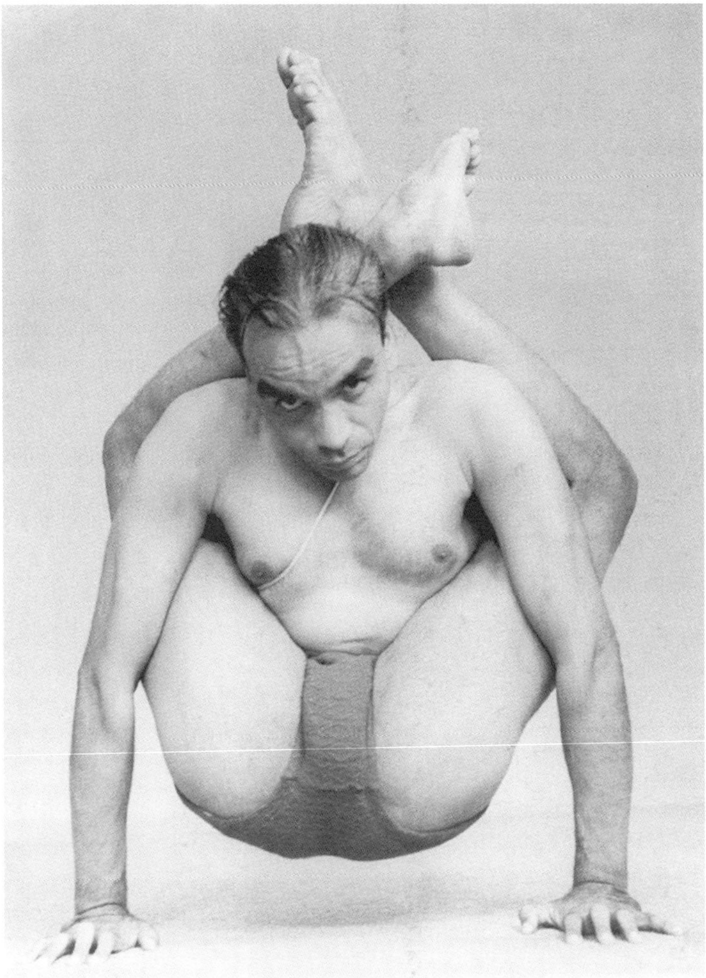

El columpio

105 *Dwi Pāda Śīrṣāsana*

Siesta rebosante de comodidad y calidez

106 *Yoganidrāsana*

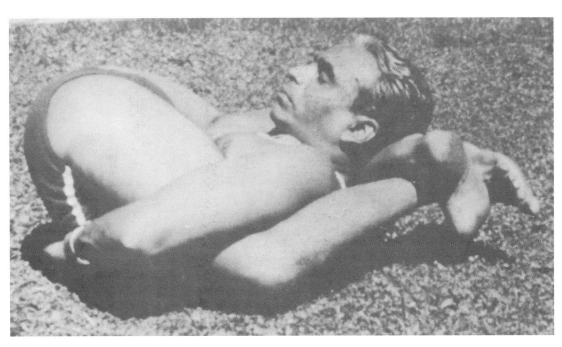

Formidable salto de Occidente a Oriente

107 *Hanumānāsana*

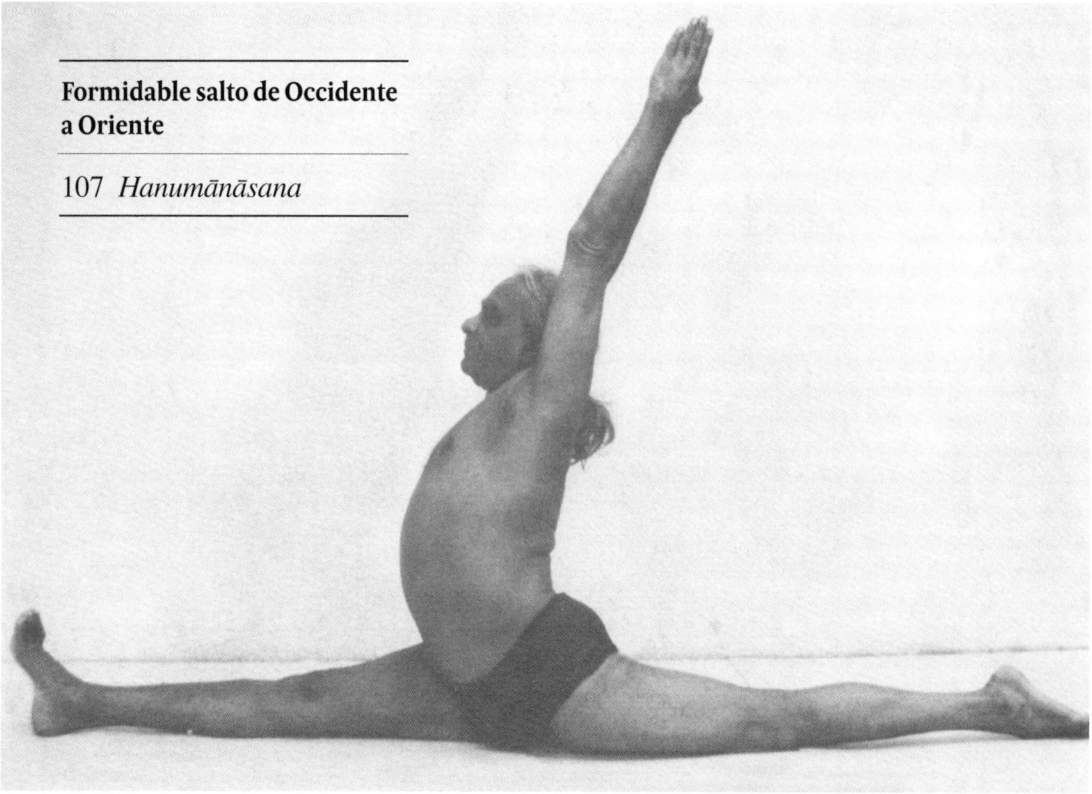

Inaccesible

109 *Supta Trivikramāsana*

Serena extensión

108 *Samakoṇāsana*

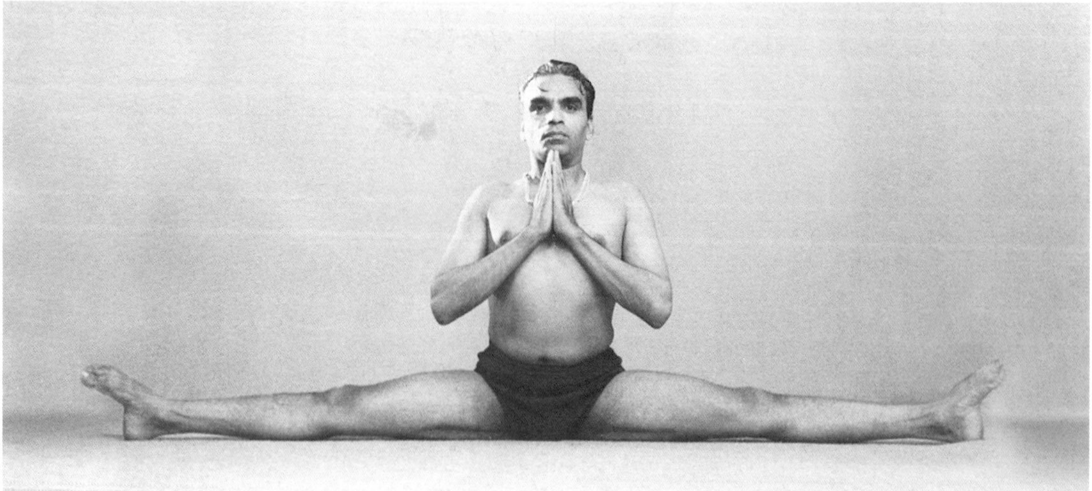

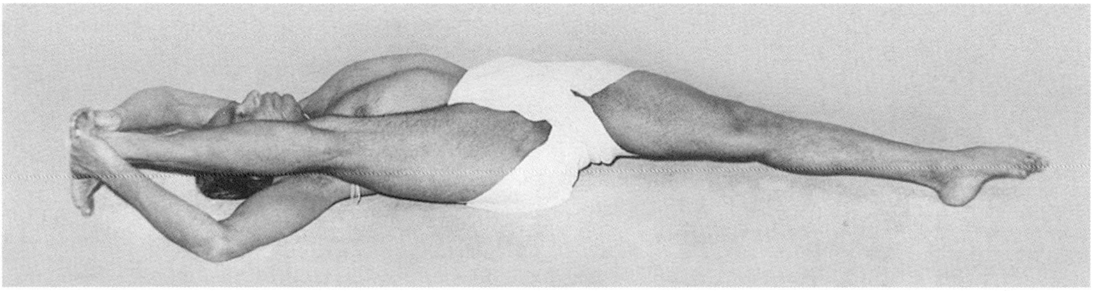

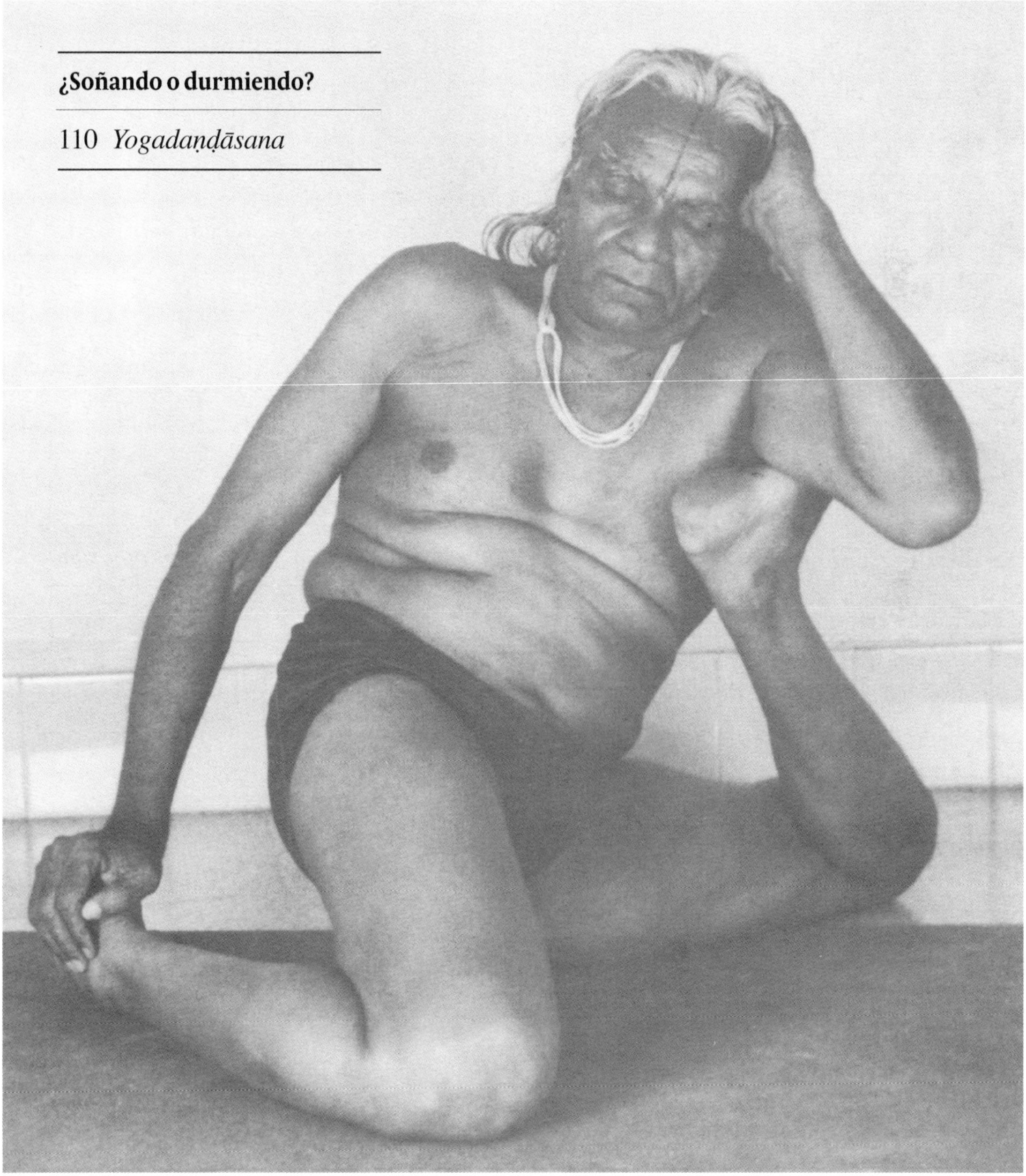

¿Soñando o durmiendo?

110 *Yogadaṇḍāsana*

Transfiguración

111 *Yogadaṇḍāsana*

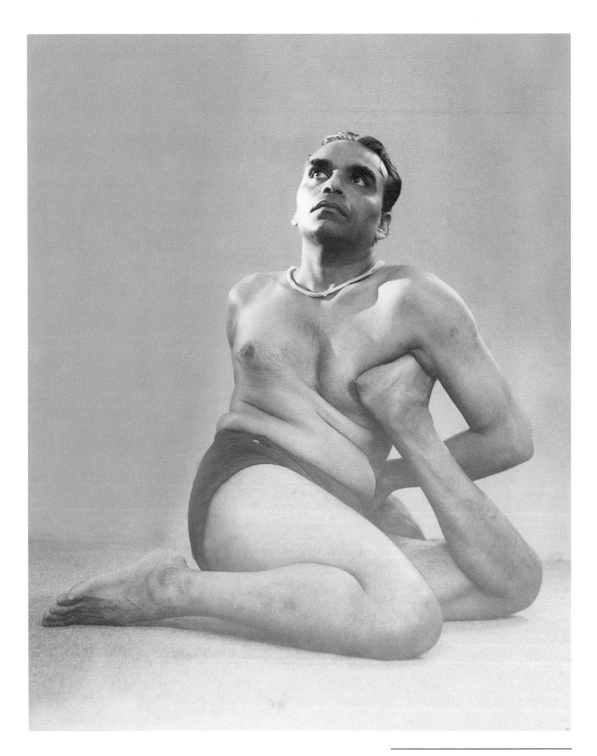

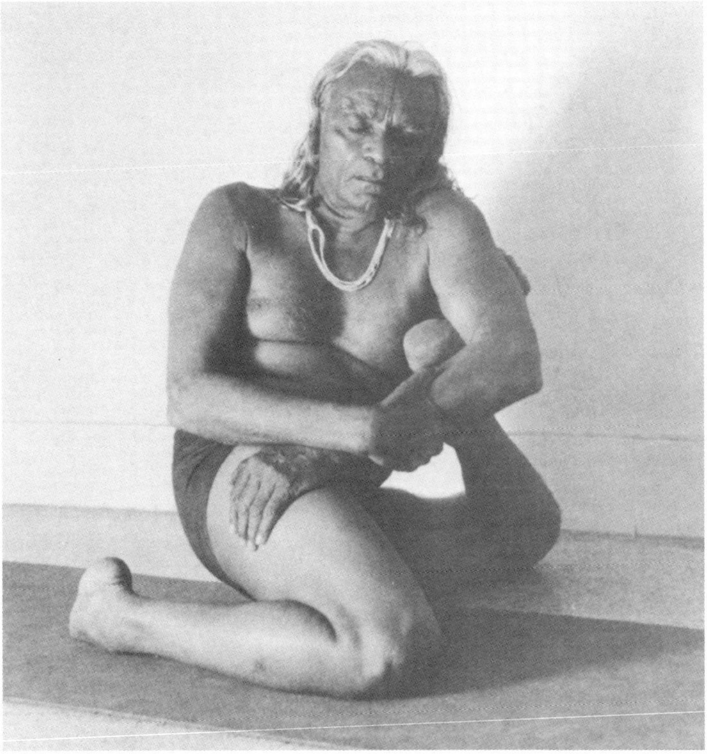

Absorción

112 *Yogadaṇḍāsana*

Reverencia al templo del alma

113 *Kandāsana*

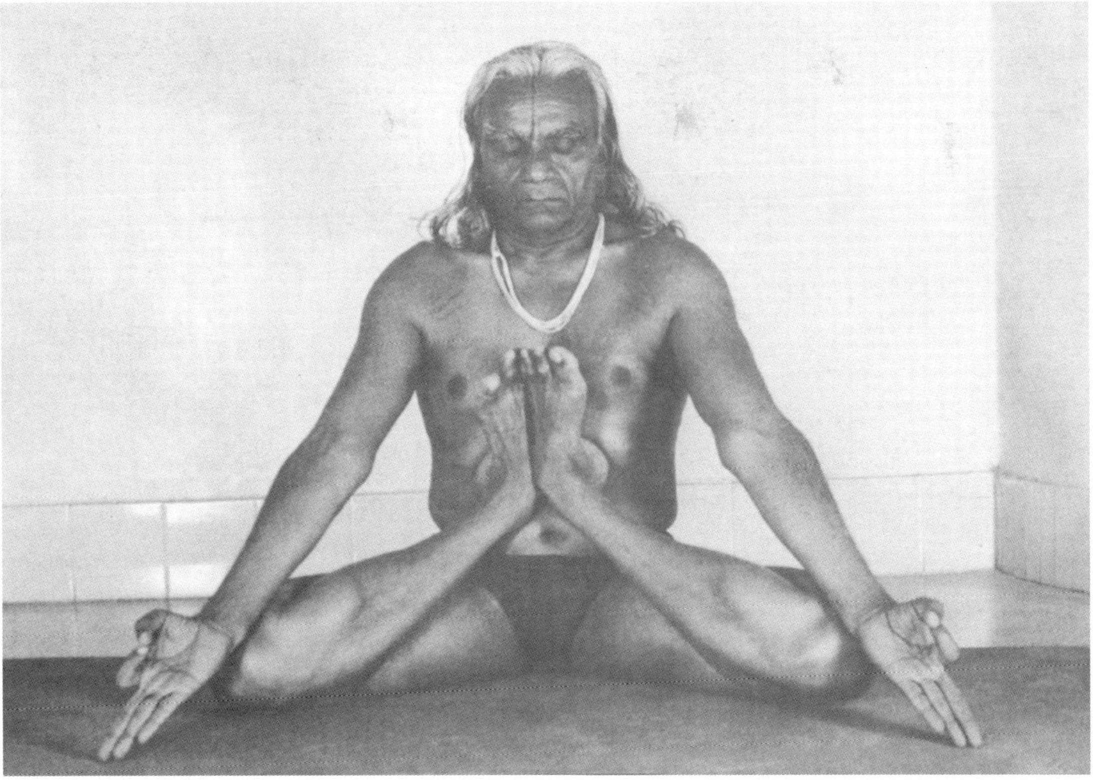

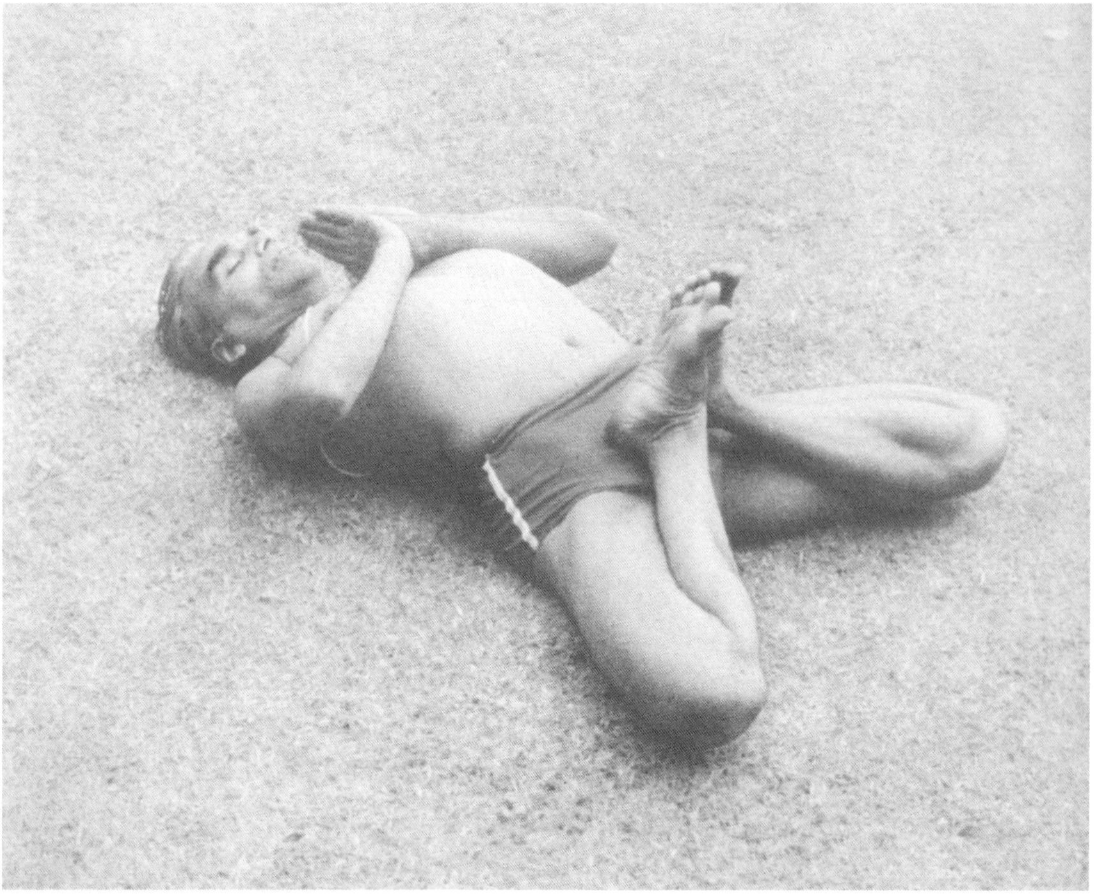

La siesta

114 *Supta Kandāsana*

115 *Matsyāsana*

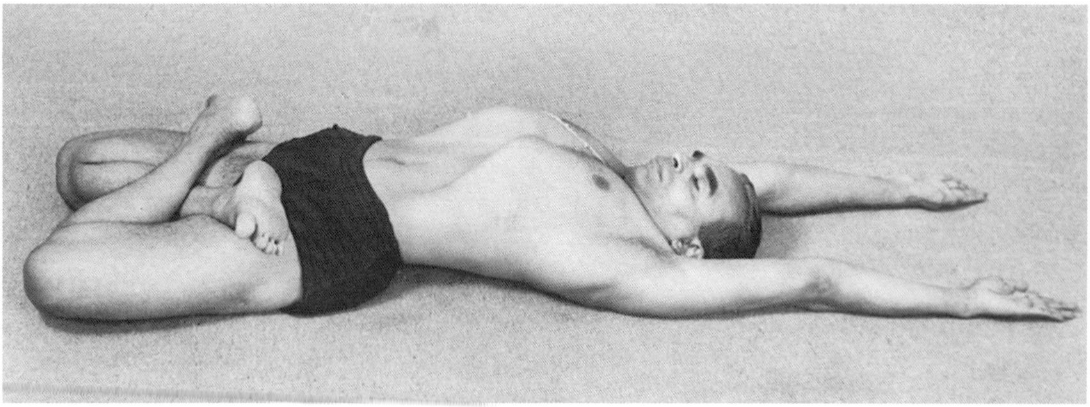

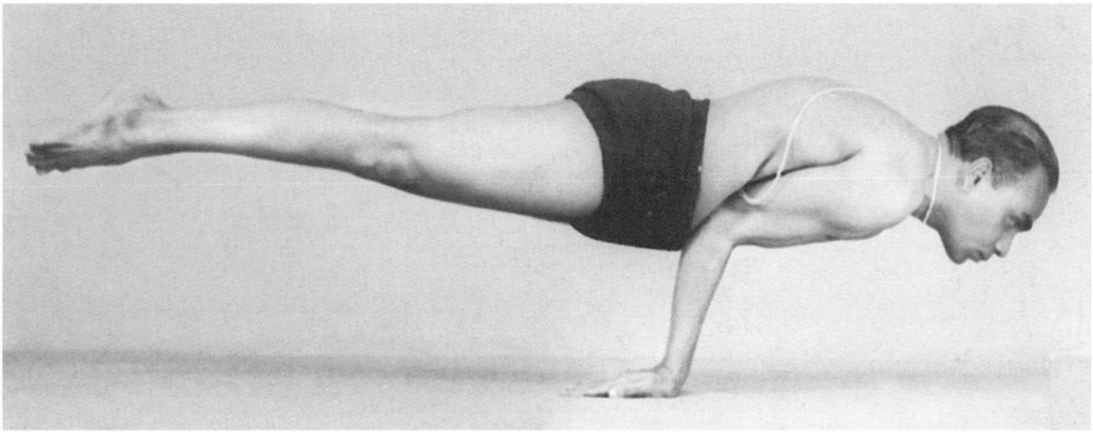

Las plumas del pavo real

116 *Mayūrāsana*

Pavo real en reposo

117 *Padma Mayūrāsana*

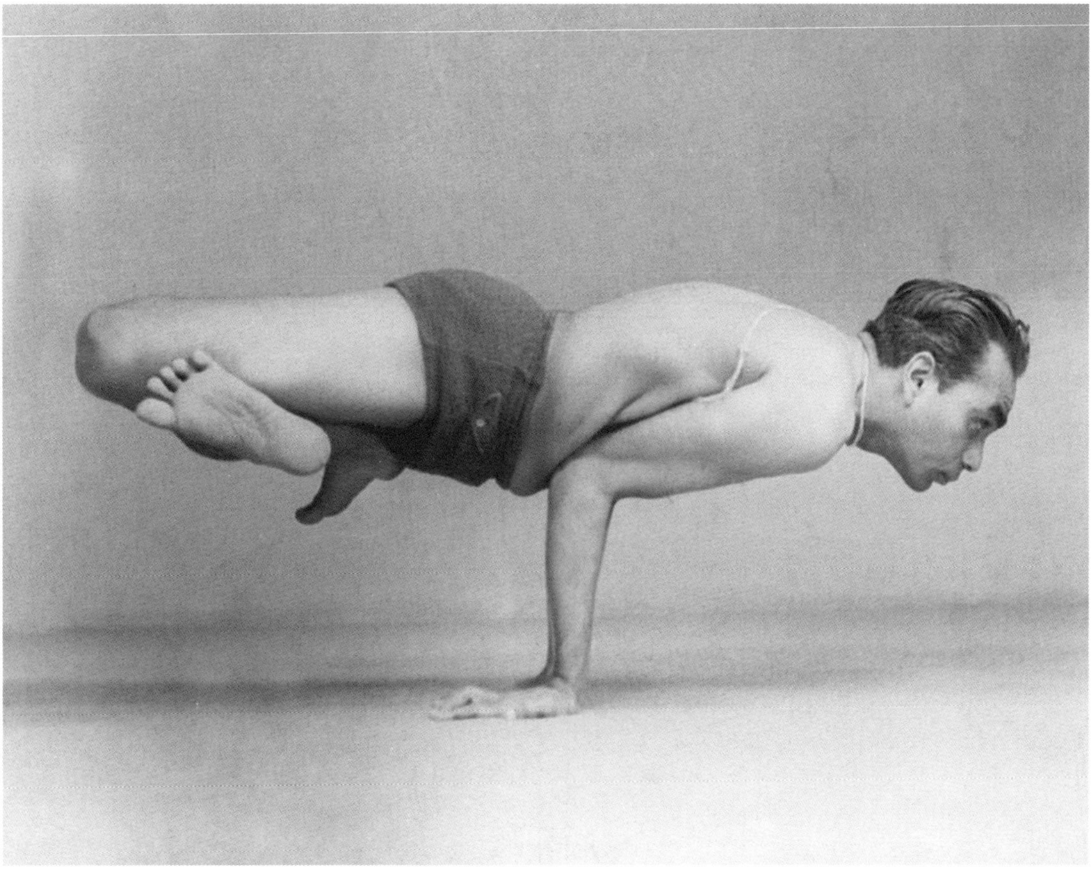

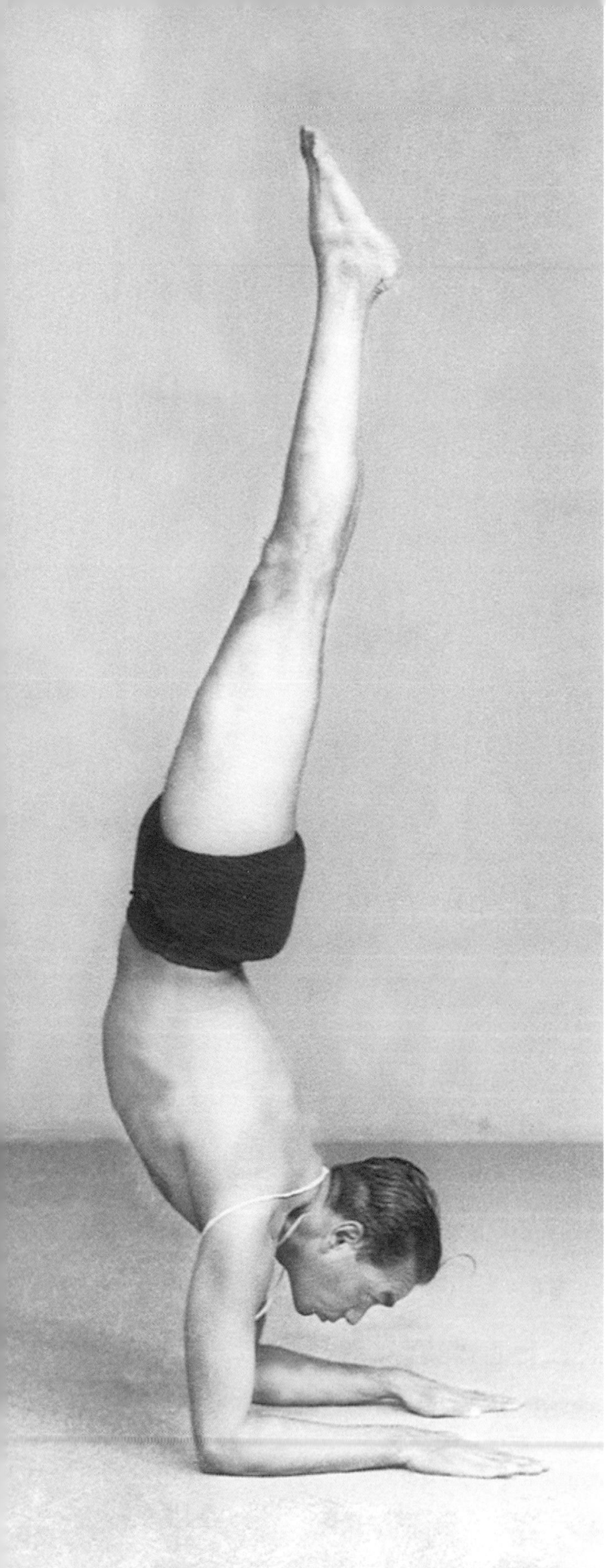

¡Espacio, por favor!

118 *Pīncha Mayūrāsana*

Extensión rectilínea

119 *Adho Mukha Vṛkṣāsana*

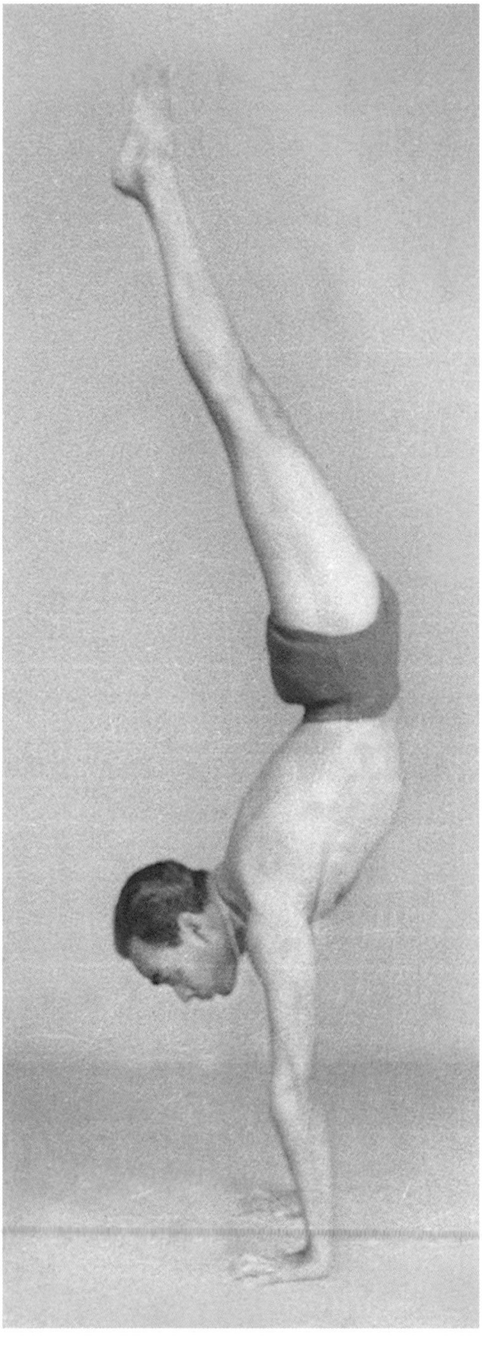

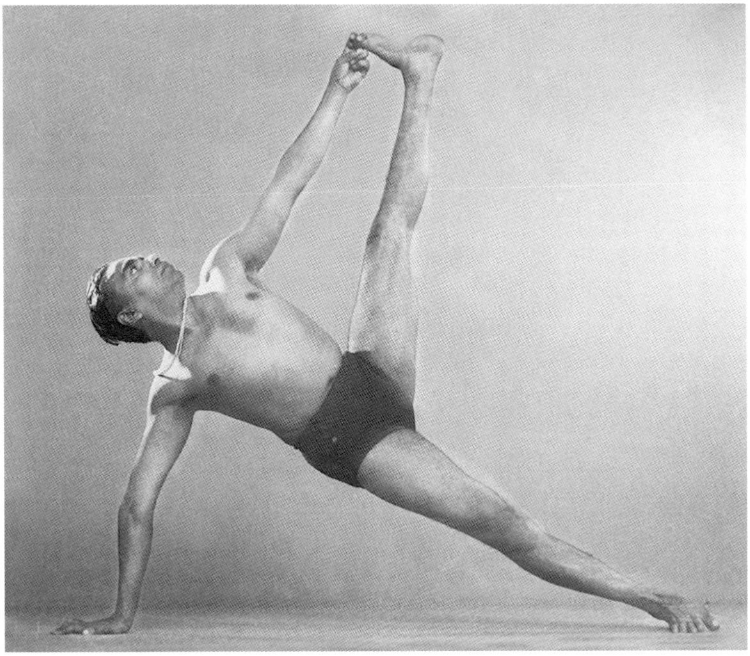

Resistencia a la tensión

120 *Vasiṣṭhāsana*

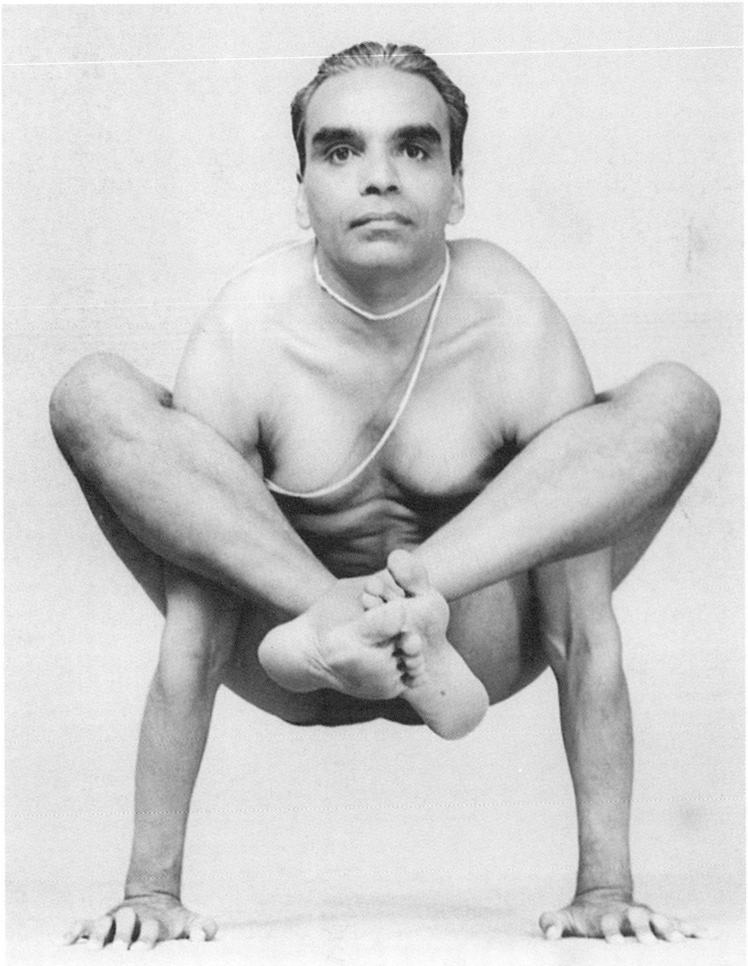

Echarse la carga a los hombros

121 *Bhujapīḍāsana*

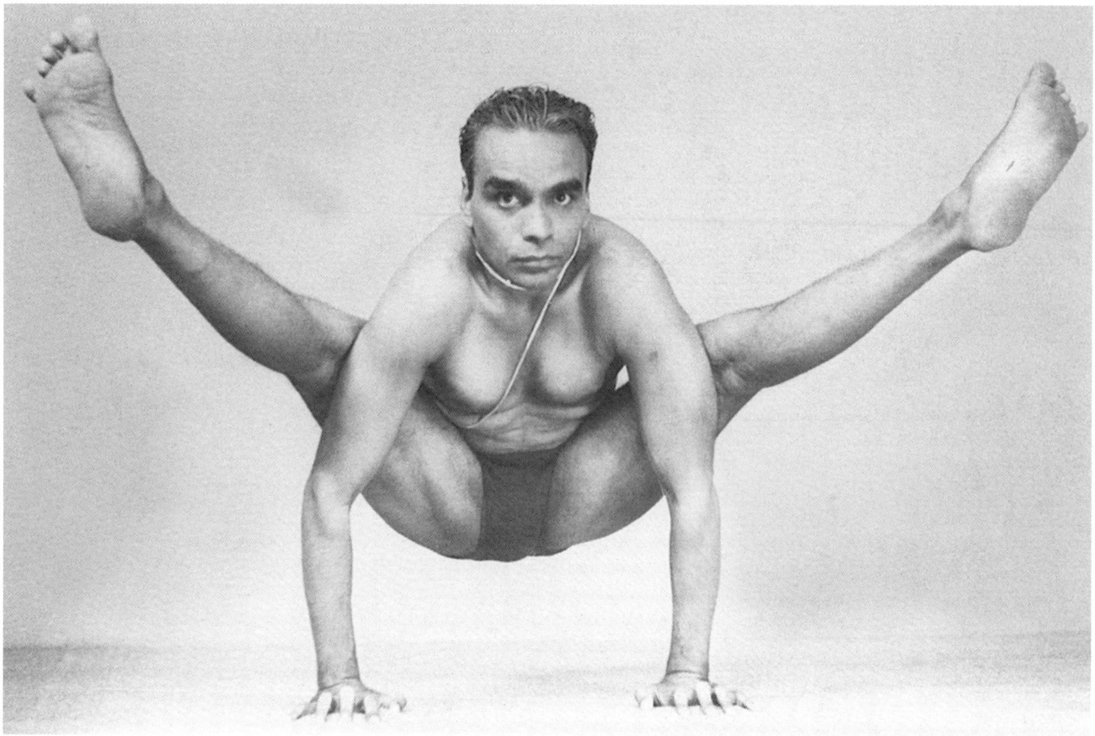

Acrobacia aérea

122 *Ṭiṭṭibhāsana*

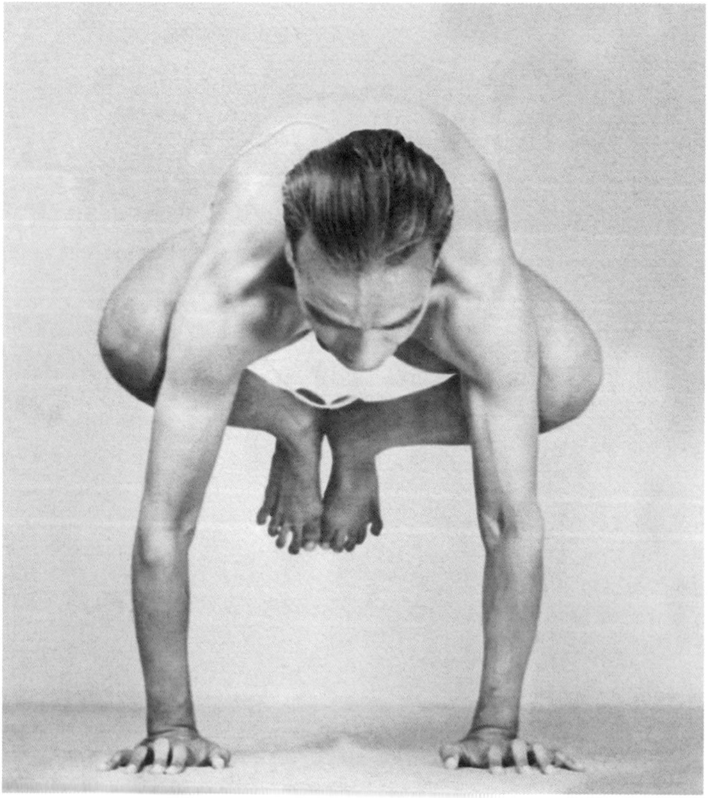

Vuelo

123 *Bakāsana*

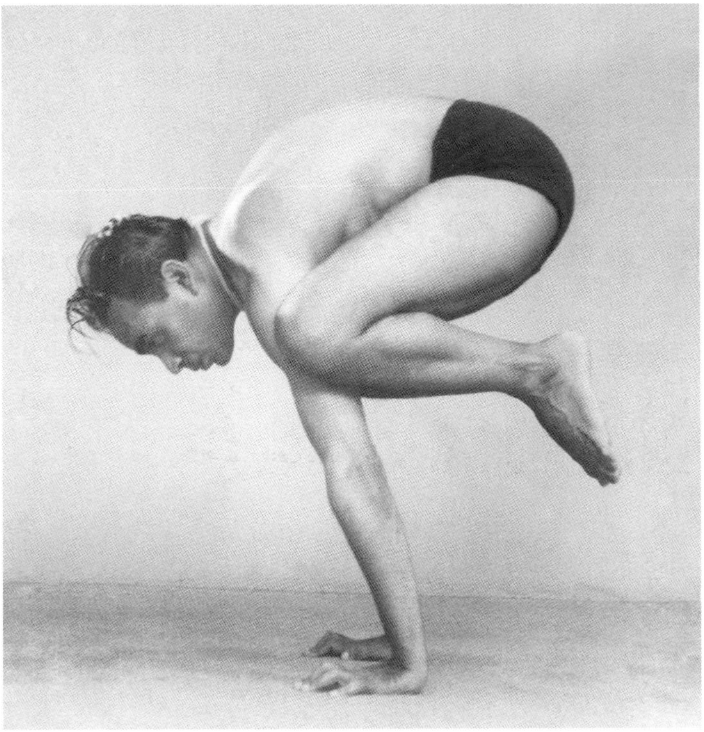

El flamenco en su percha

124 *Bakāsana*

125 *Pārśva Bakāsana*

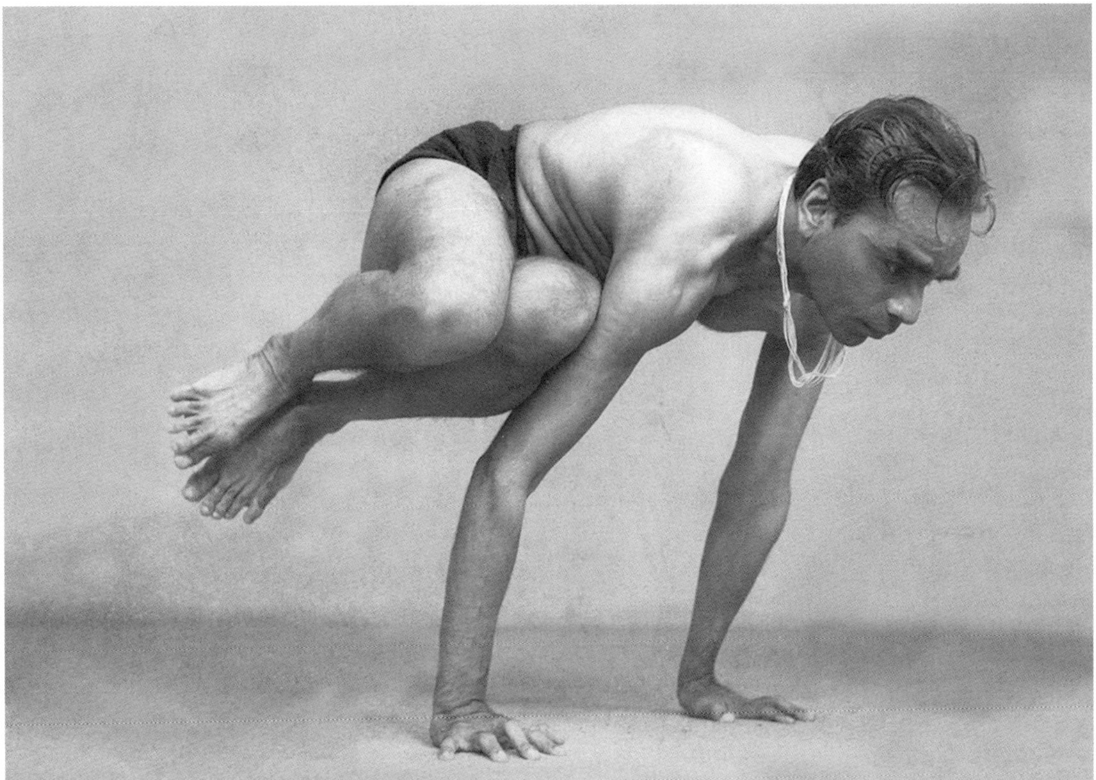

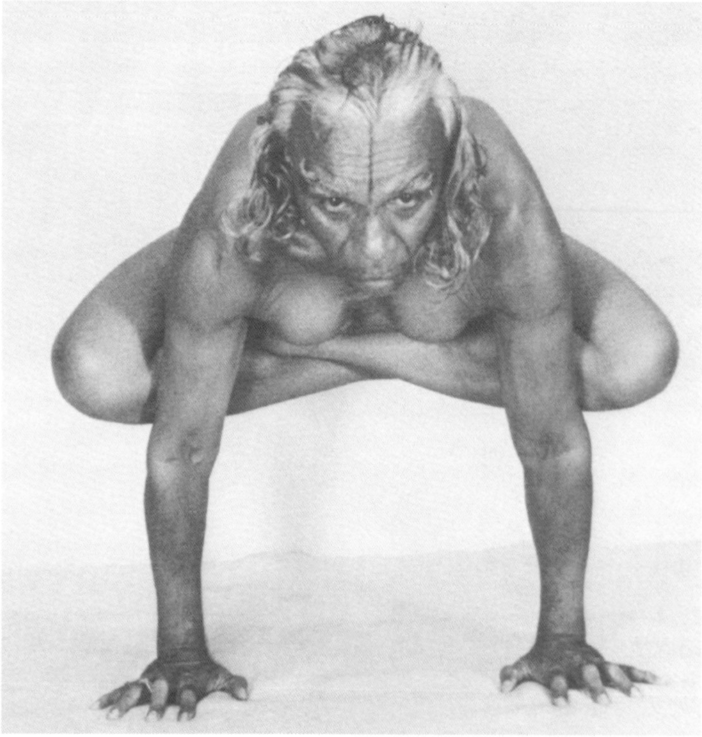

Andando sobre zancos

126, 127 *Kukkuṭāsana*

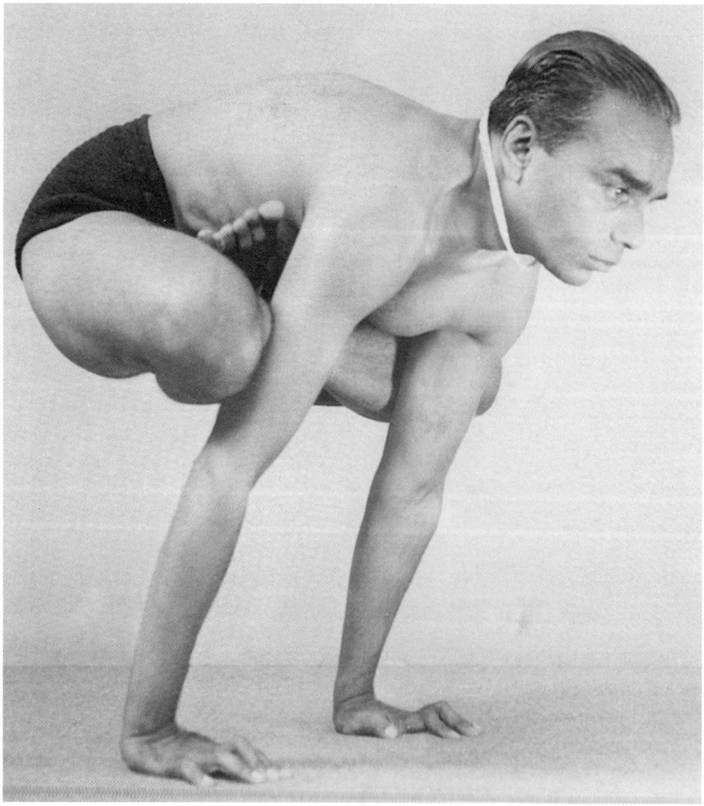

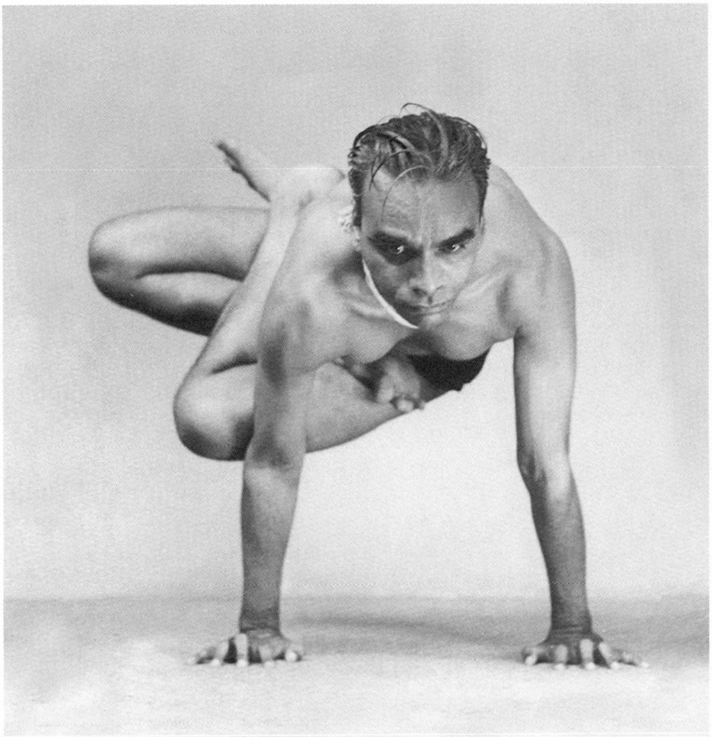

Precario equilibrio

128 *Pārśva Kukkuṭāsana*

Imperturbable

129 *Dwi Pāda Kouṇḍinyāsana*

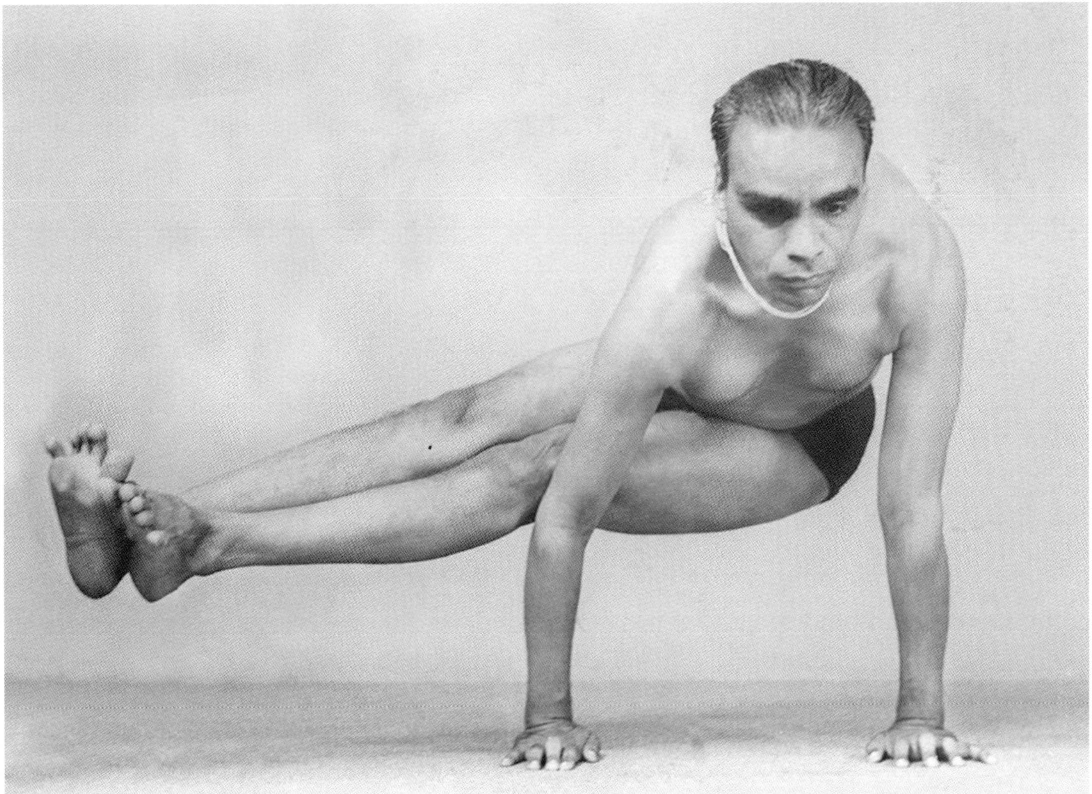

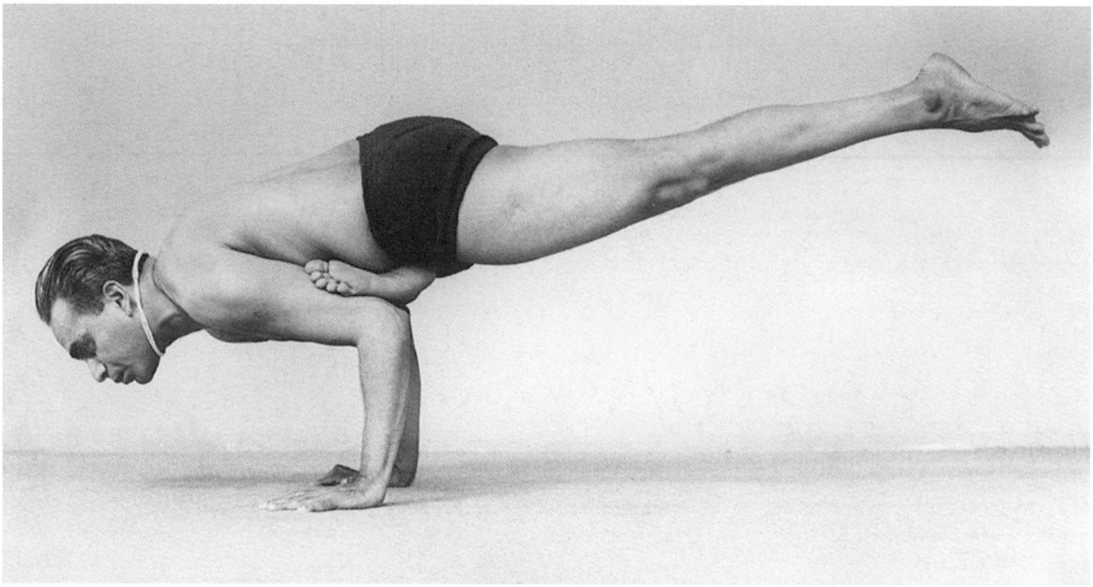

El planeador

130 *Eka Pāda Gālavāsana*

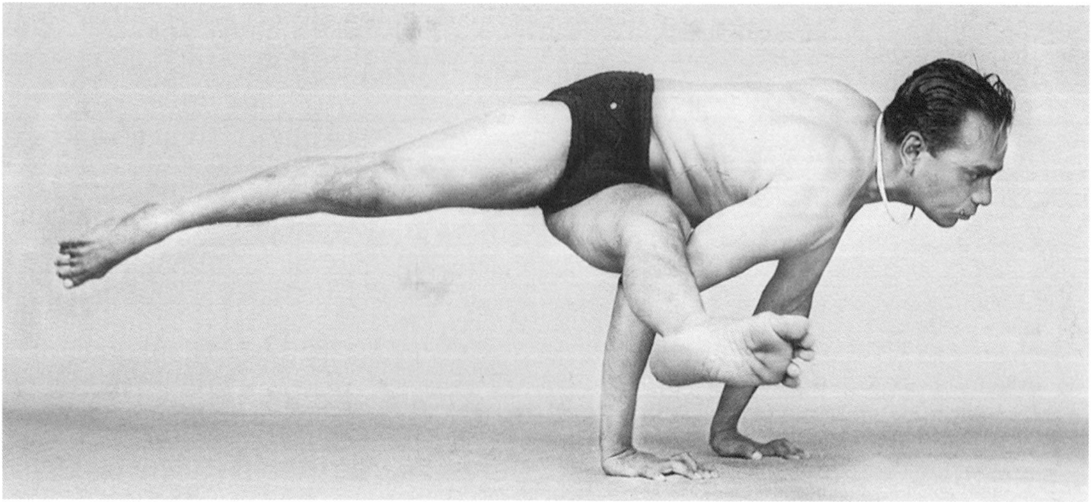

Propulsión a reacción

131 *Eka Pāda Kouṇḍinyāsana I*

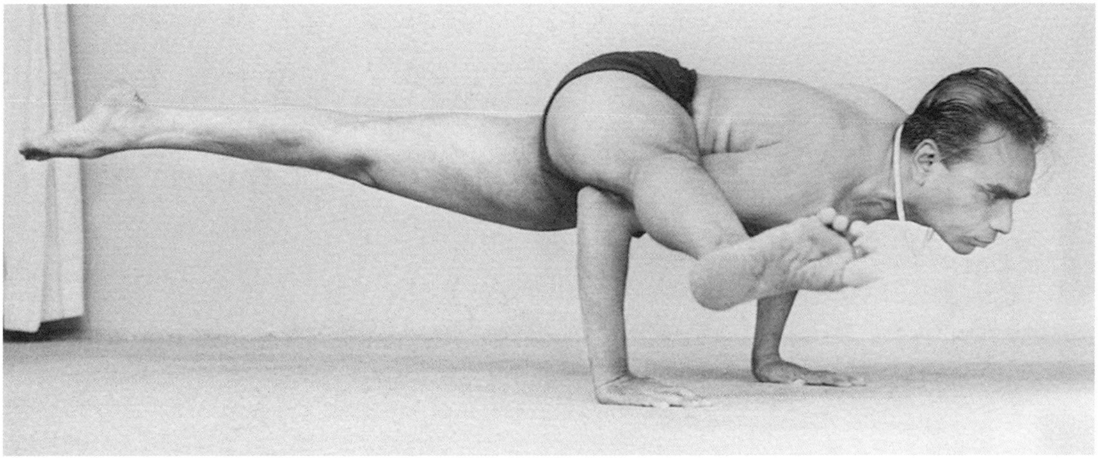

Todo listo para el despegue

132 *Eka Pāda Kouṇḍinyāsana II*

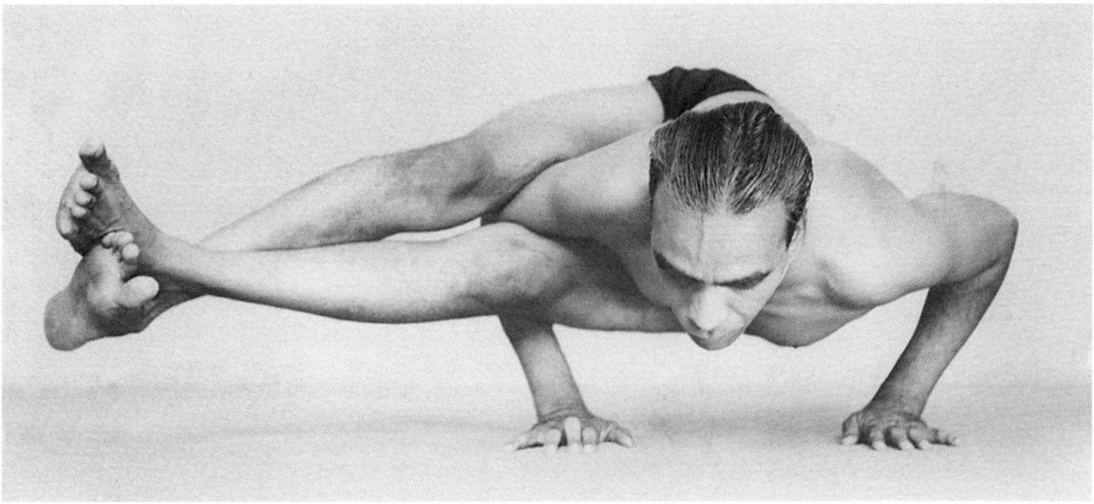

Buscando un sitio donde aterrizar

133 *Aṣṭāvakrāsana*

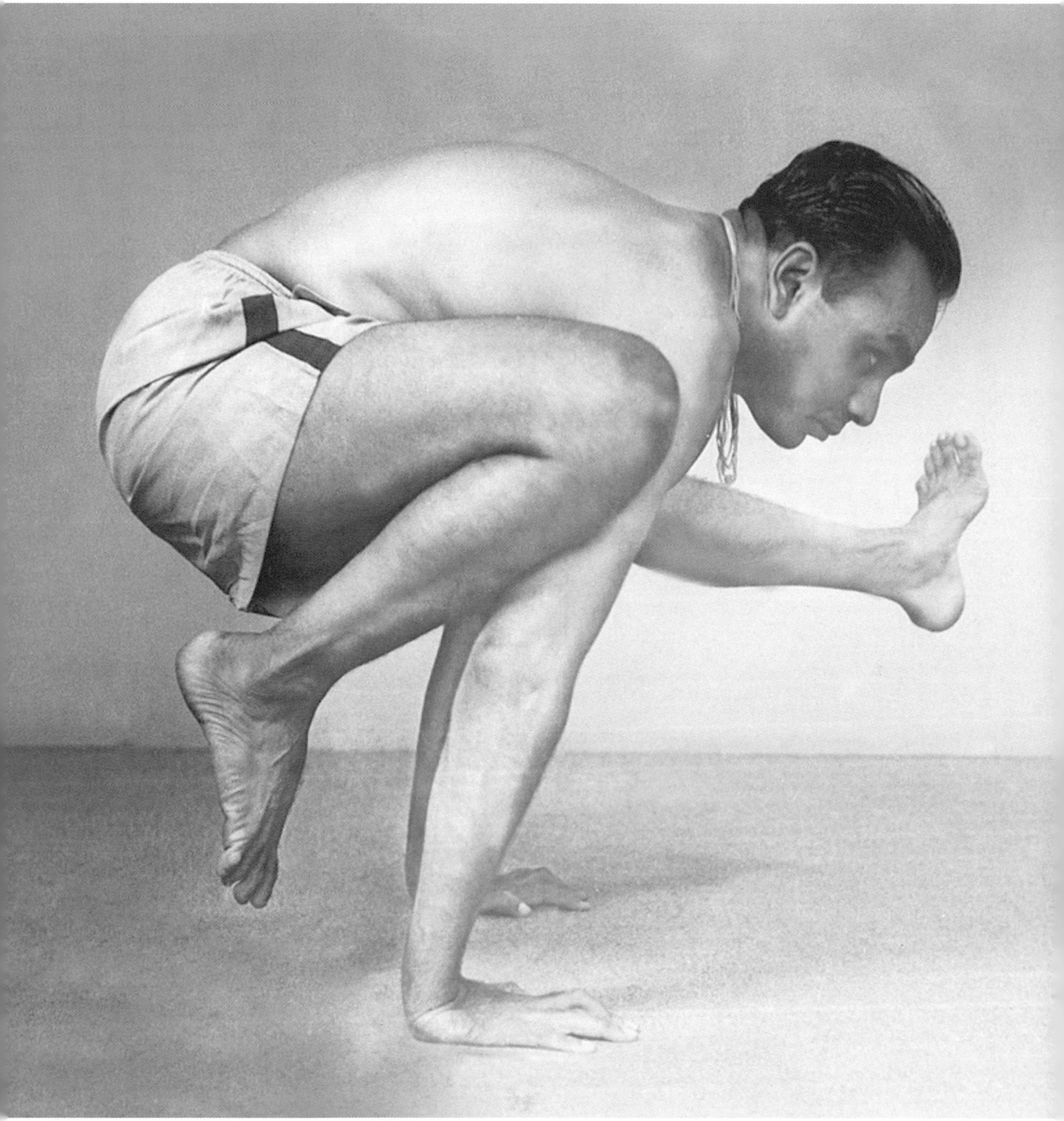

Aterrizaje perfecto

134 *Eka Pada Bakasana II*

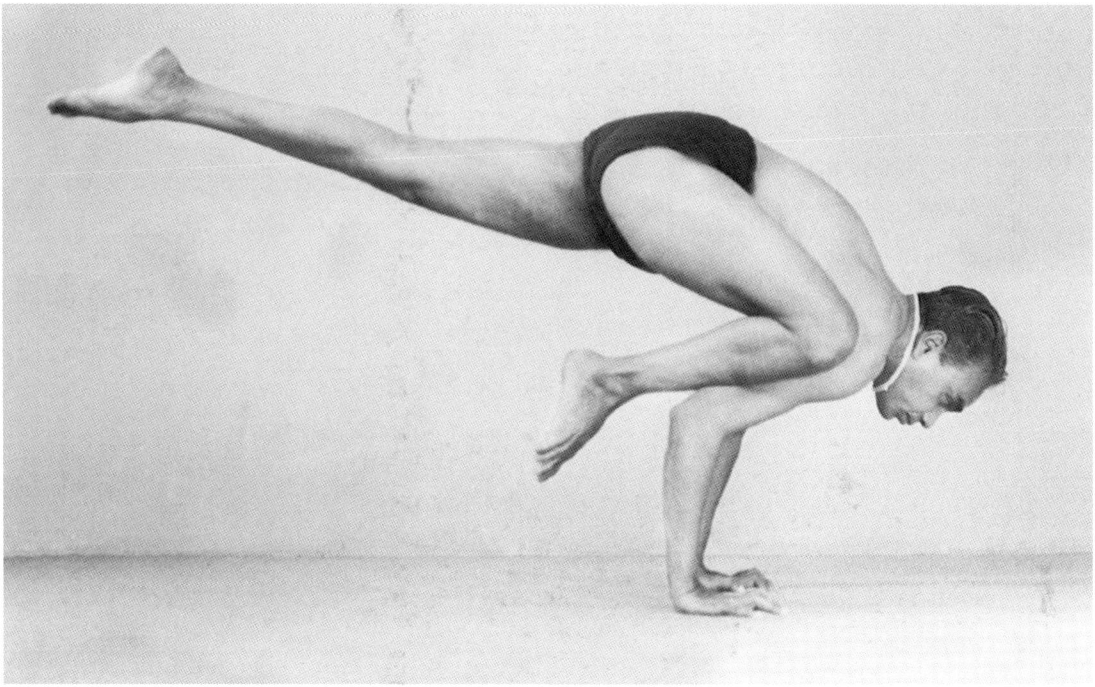

Zambullida

135 *Eka Pāda Bakāsana I*

Lista para el salto

136 *Bhekāsana*

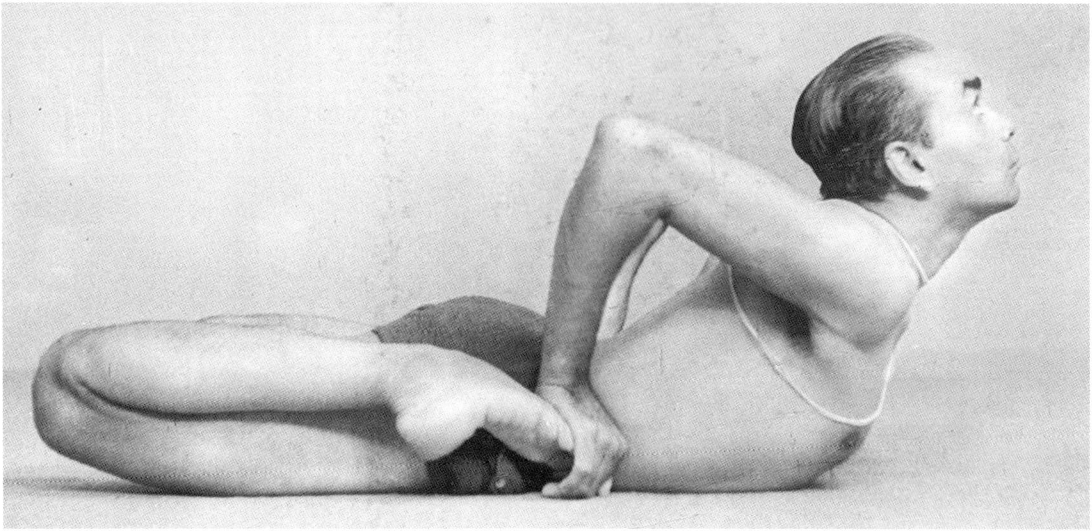

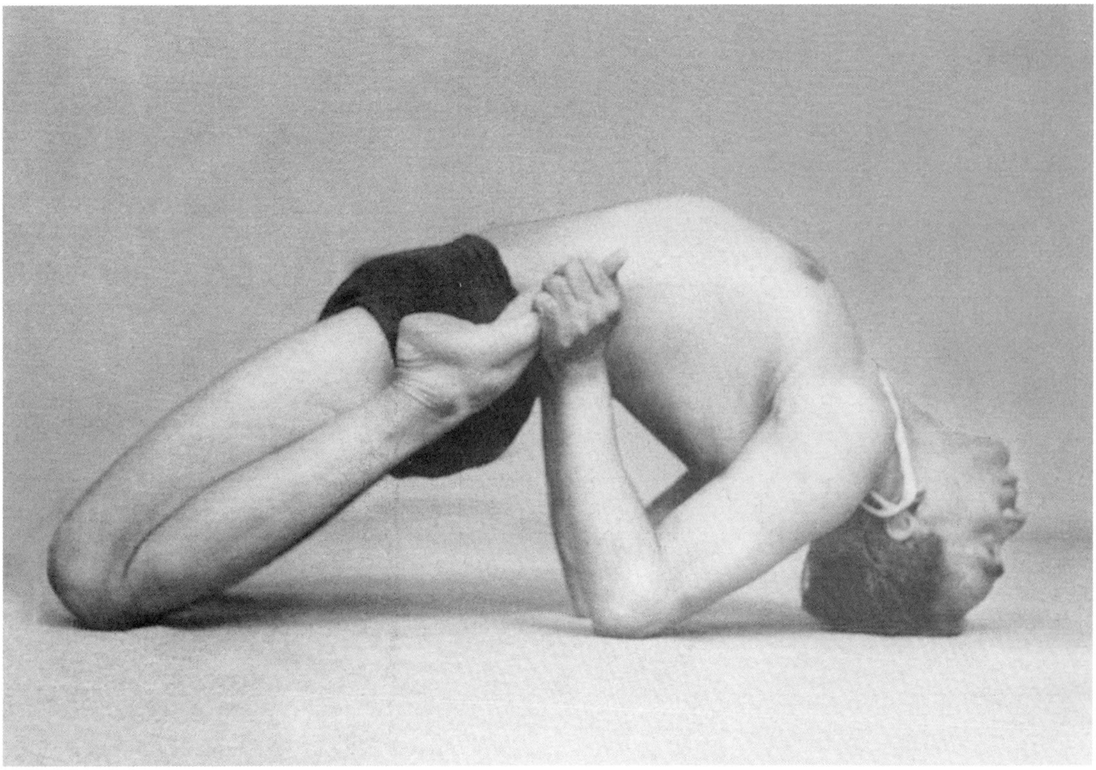

Voltereta de la rana

137 *Uttāna Bhekāsana*

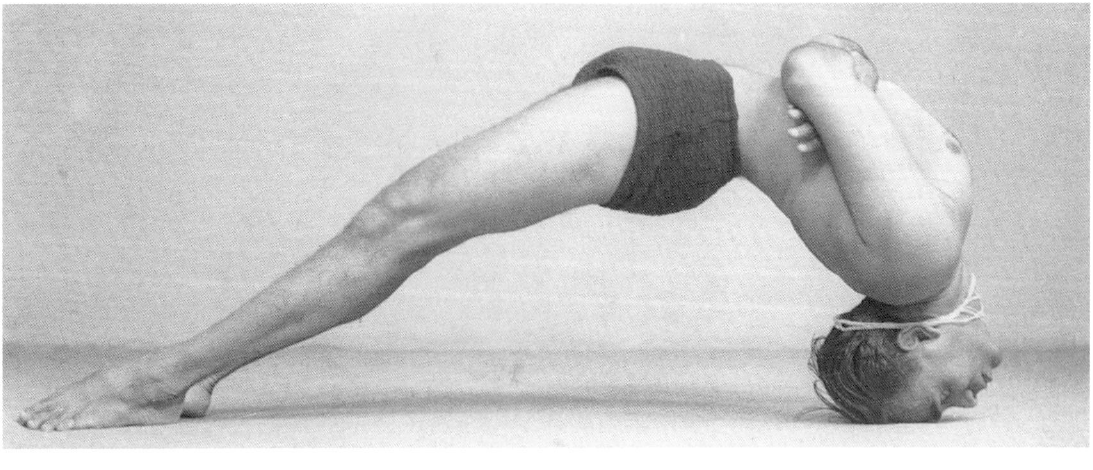

Tendiendo un puente entre las polaridades humanas

138 *Setu Bandhāsana*

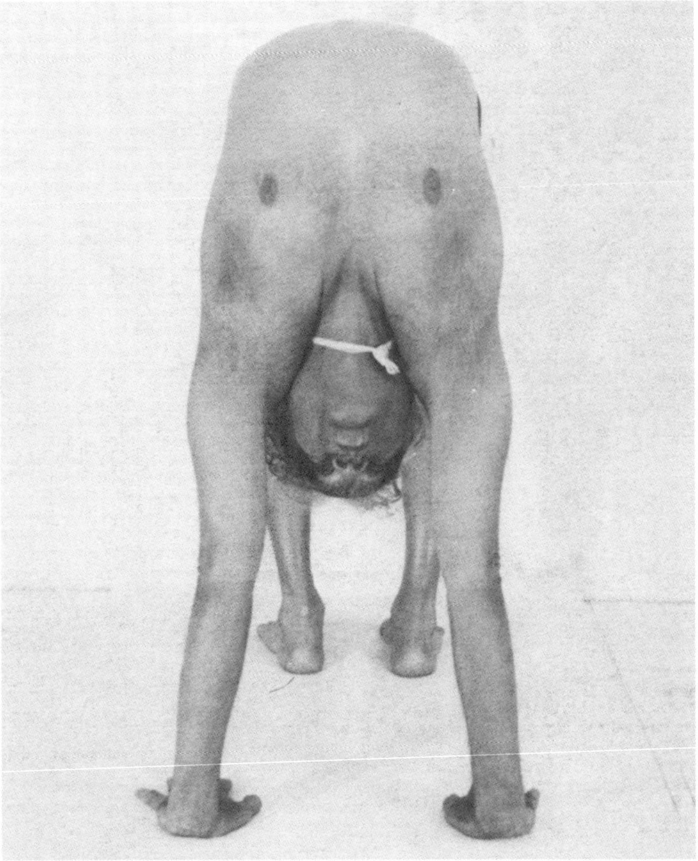

Mirando por el telescopio

139 *Ūrdhva Dhanurāsana*

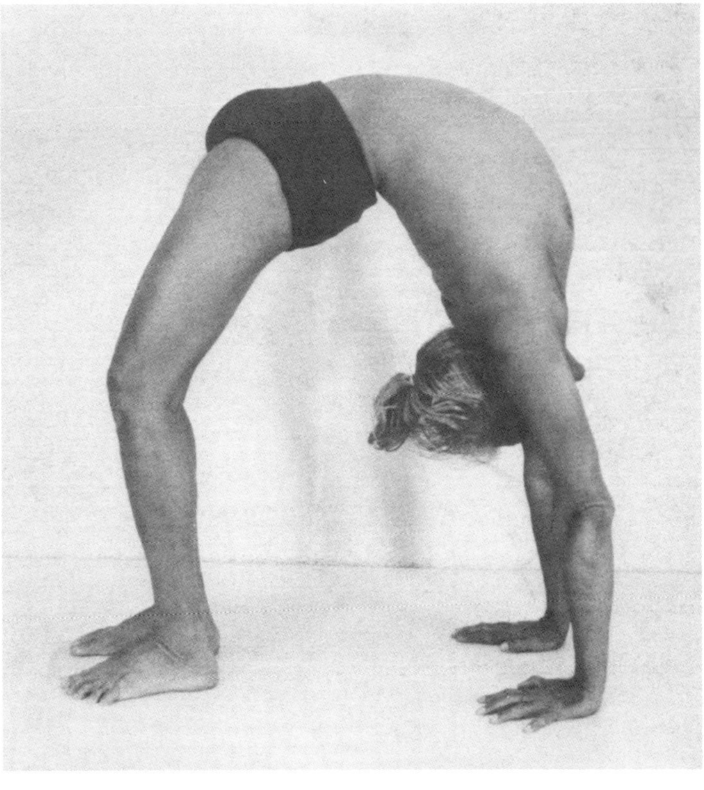

Arquería

140 *Ūrdhva Dhanurāsana*

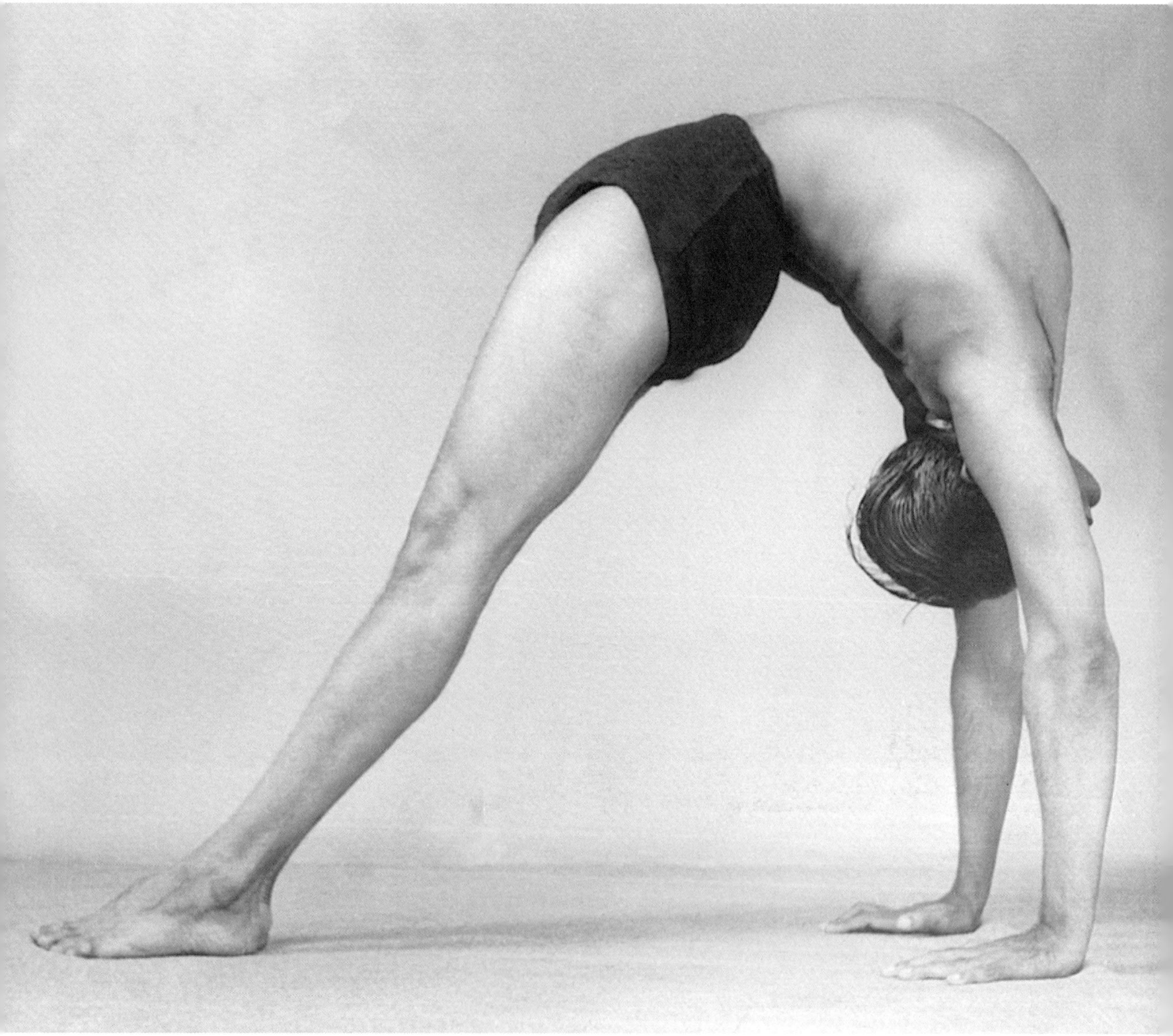

Júbilo

141 *Ūrdhva Dhanurāsana*

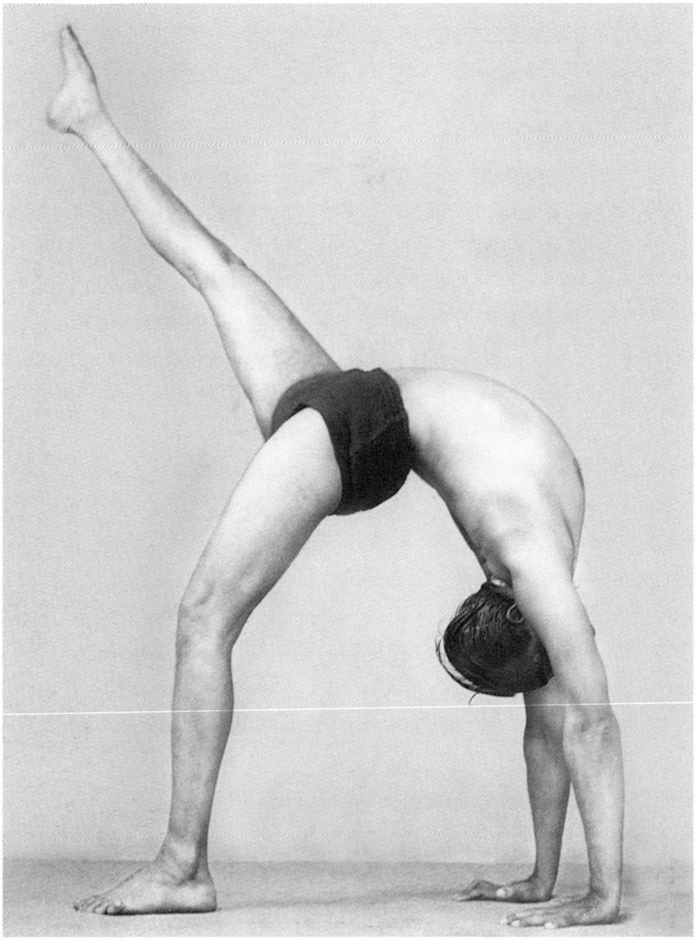

Saludo del elefante

142 *Eka Pāda Ūrdhva Dhanurāsana*

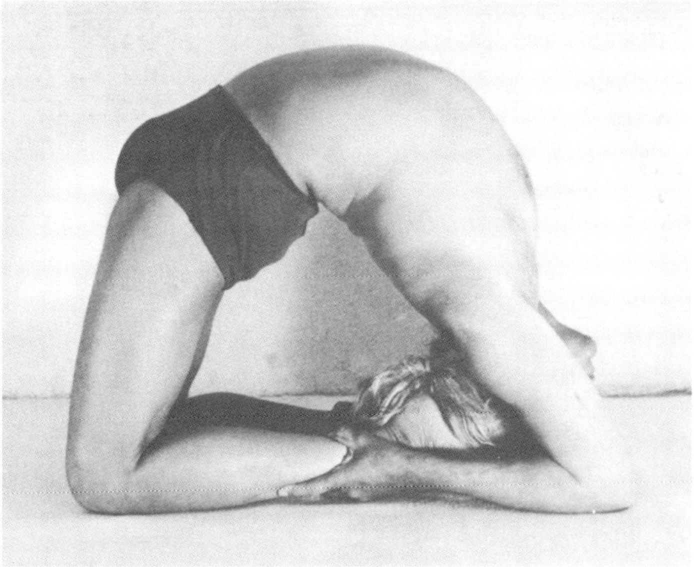

Amistad

143 *Kapotāsana*

Solemnidad

144 *Dwi Pāda Viparīta Daṇḍāsana*

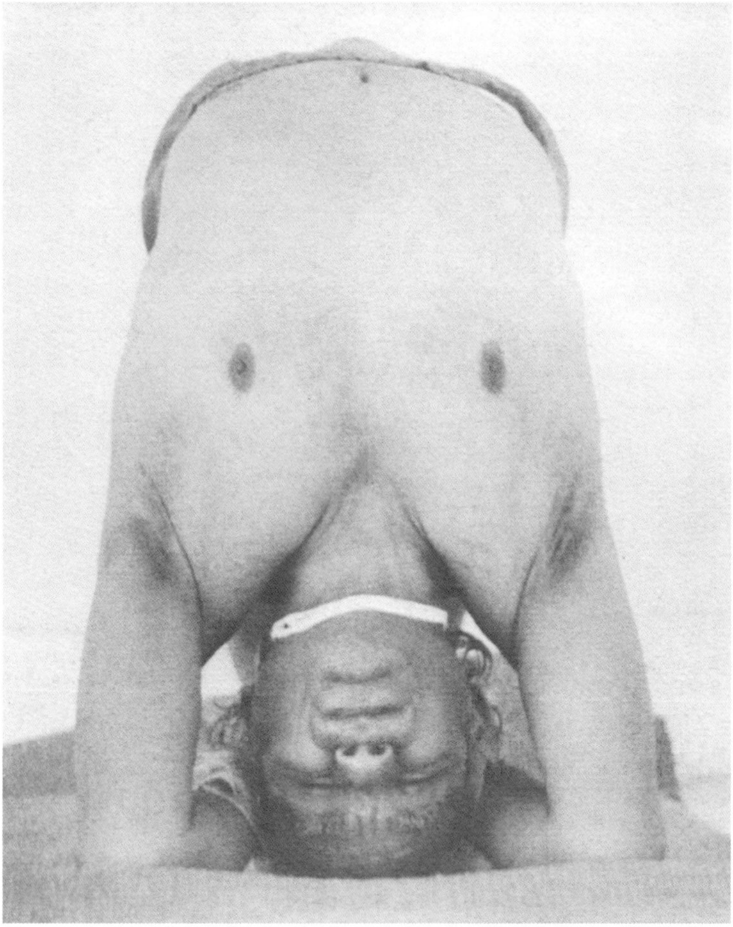

Reposo alerta

145 *Dwi Pāda Viparīta Daṇḍāsana*

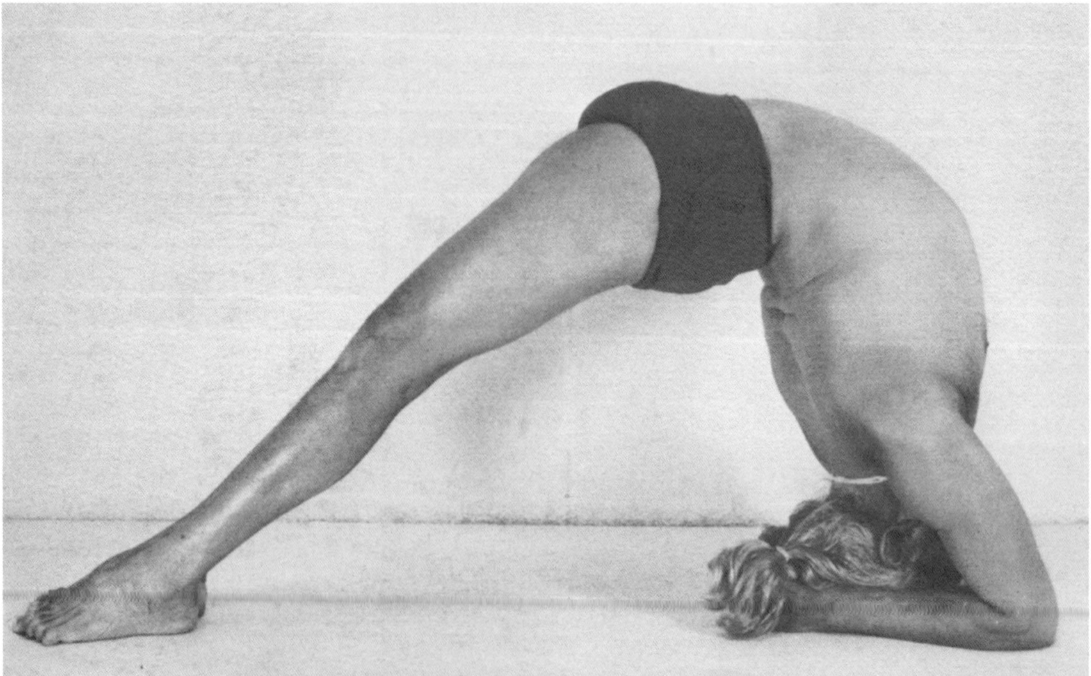

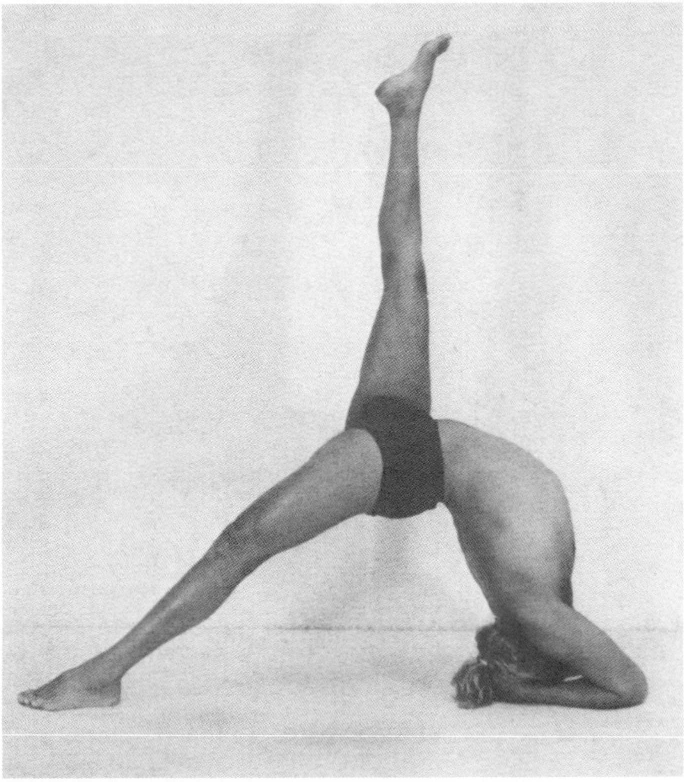

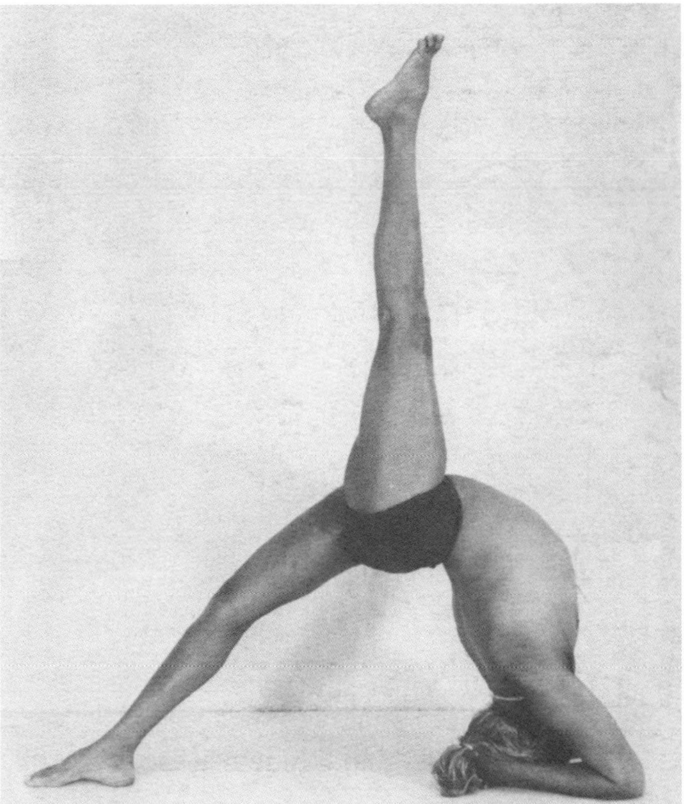

Altura sublime

146, 147 *Eka Pāda Viparīta Daṇḍāsana I*

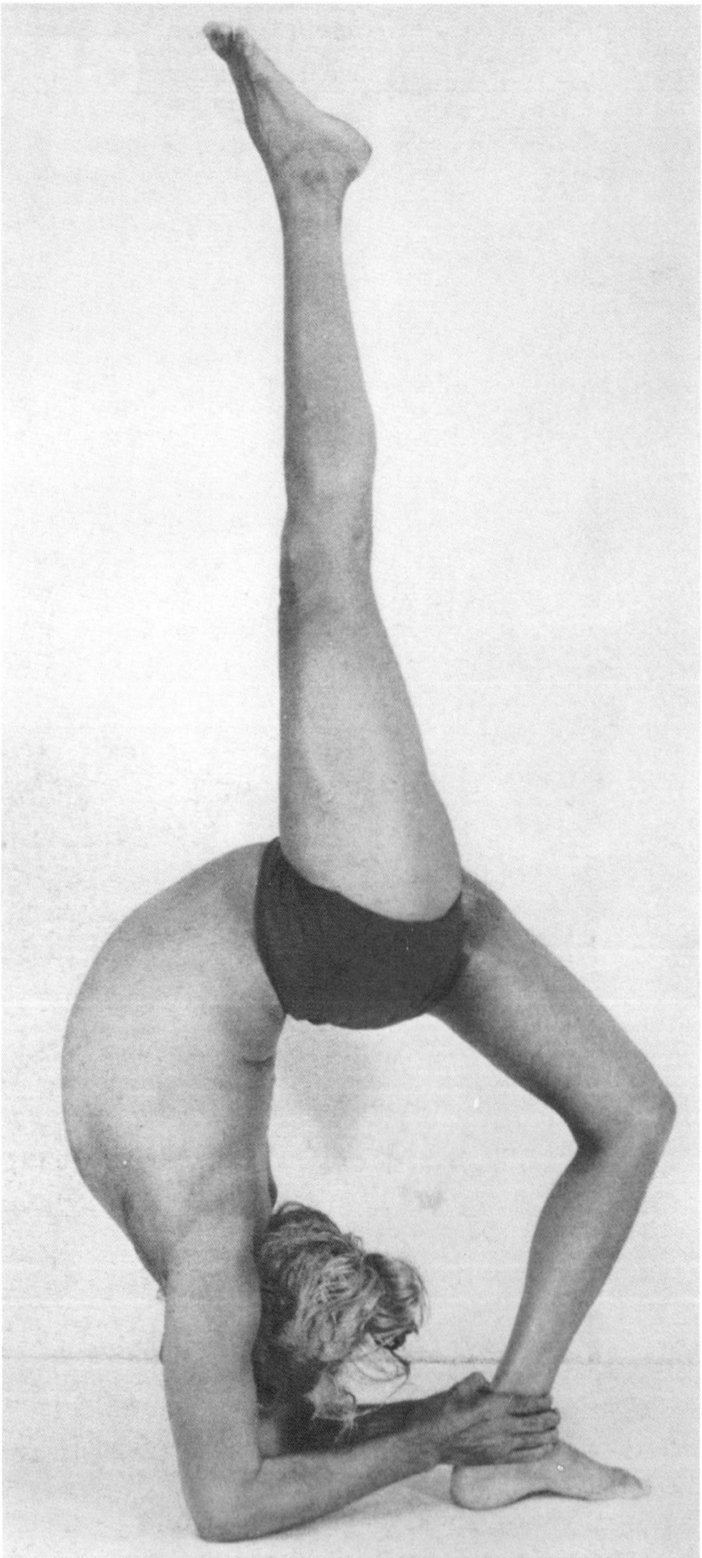

Midiendo lo inconmensurable

148 *Eka Pāda Viparīta Daṇḍāsana II*

Involución

149 *Chakra Bandhāsana*

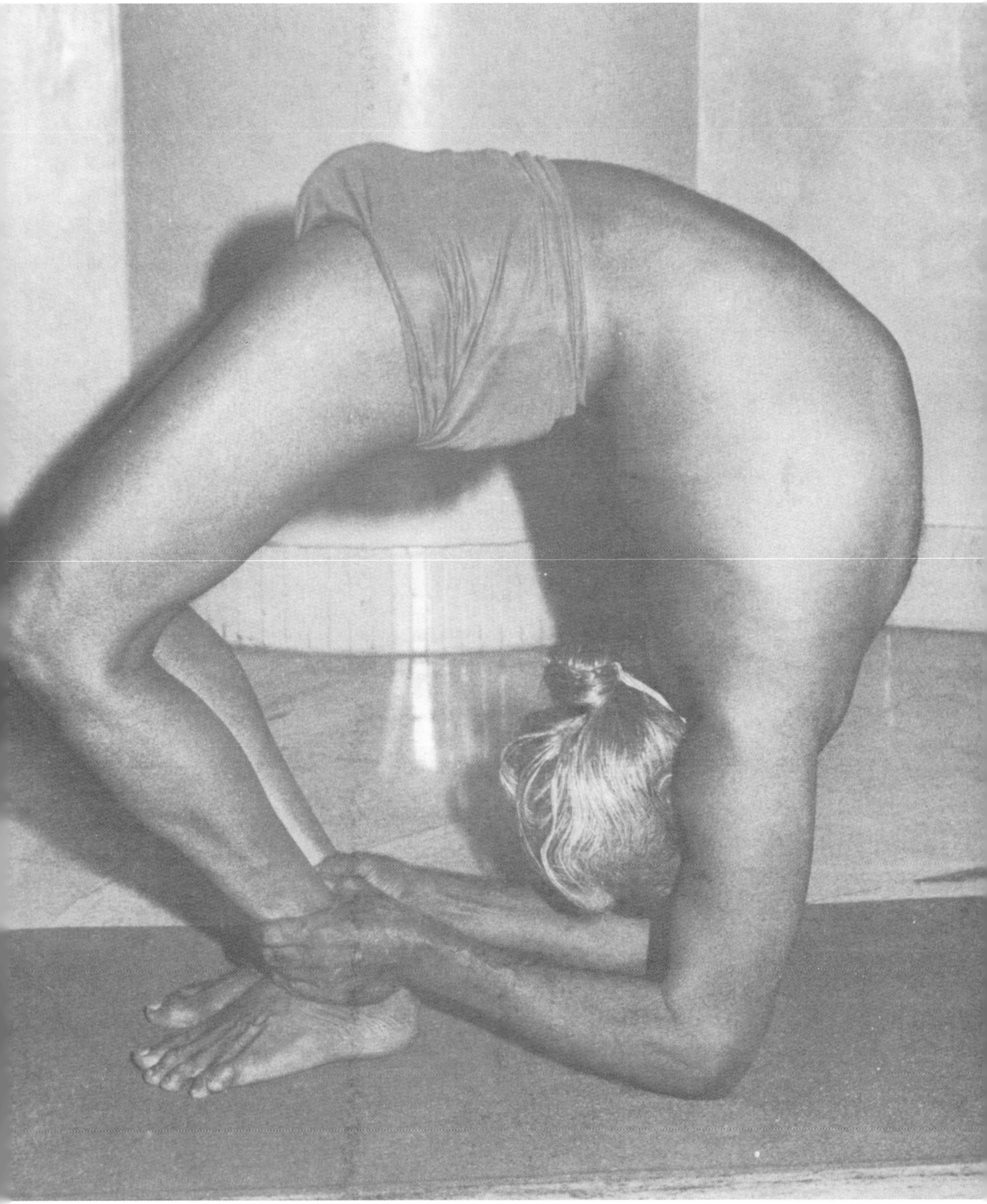

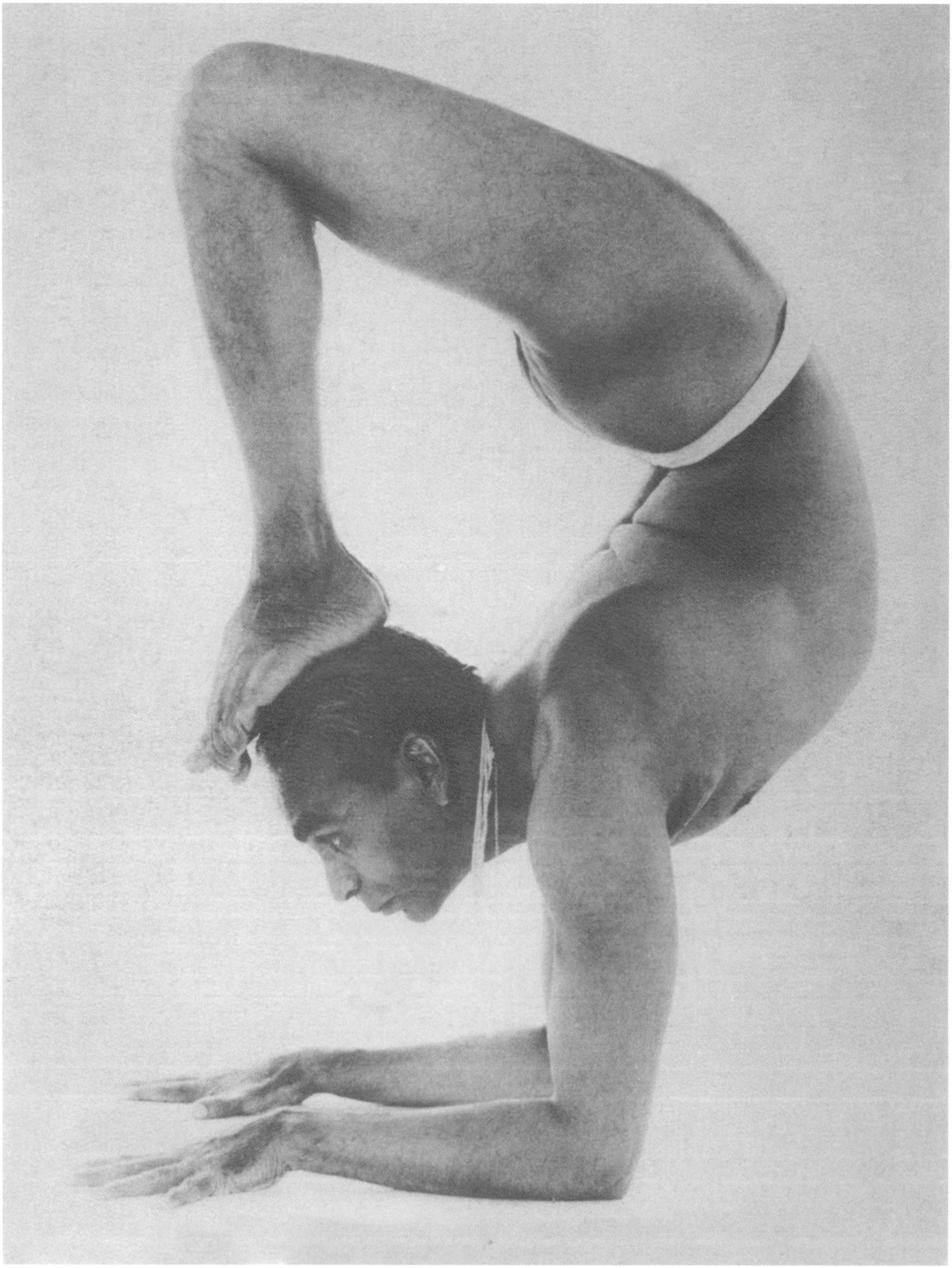

Domando el orgullo

150 *Vṛśchikāsana I*

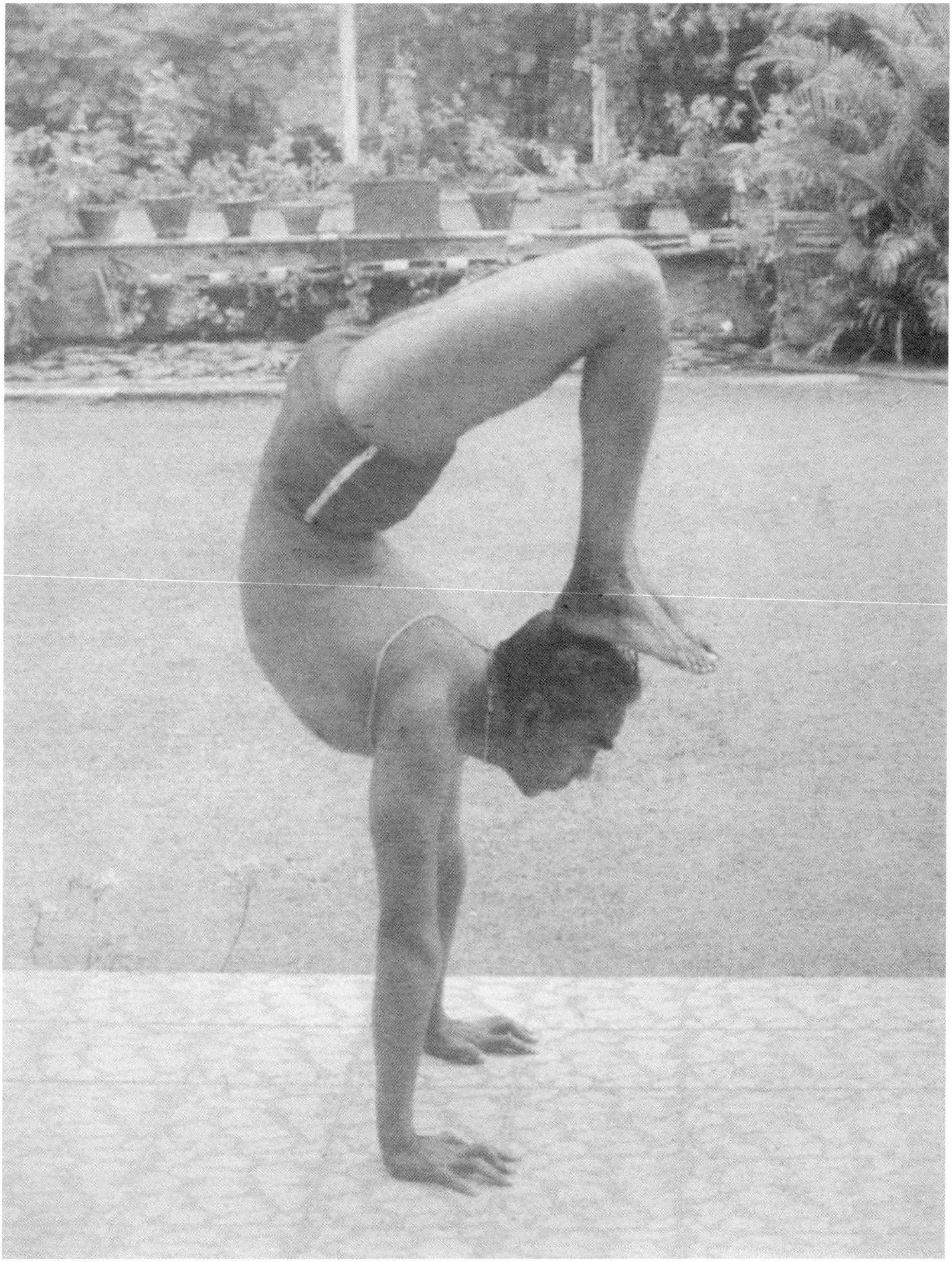

Triunfo

151 *Vṛśchikāsana II*

Palanquines

152 *Eka Pāda Rājakapotāsana I*

153 *Eka Pāda Rājakapotāsana IV*

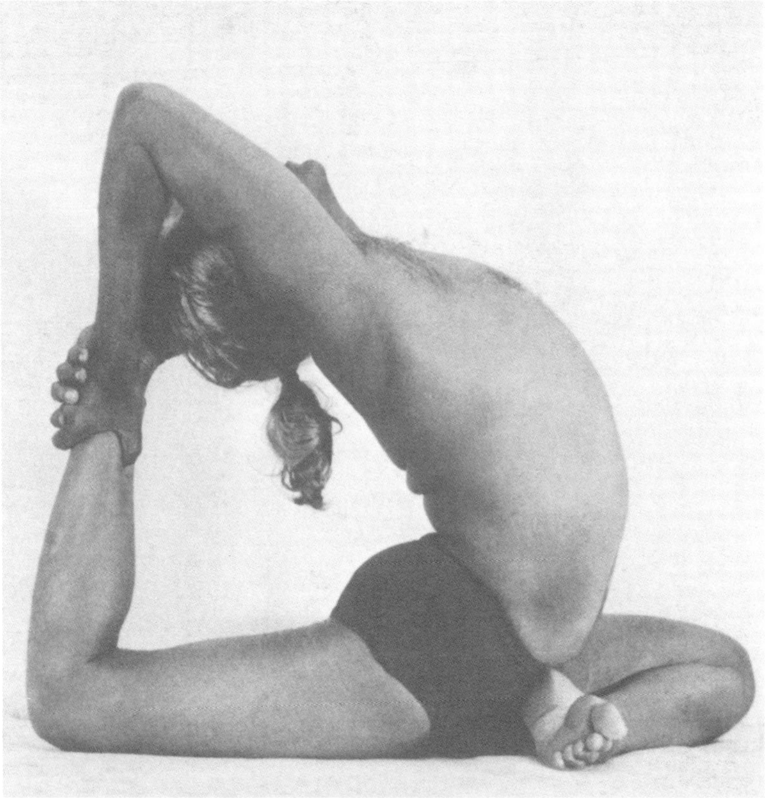

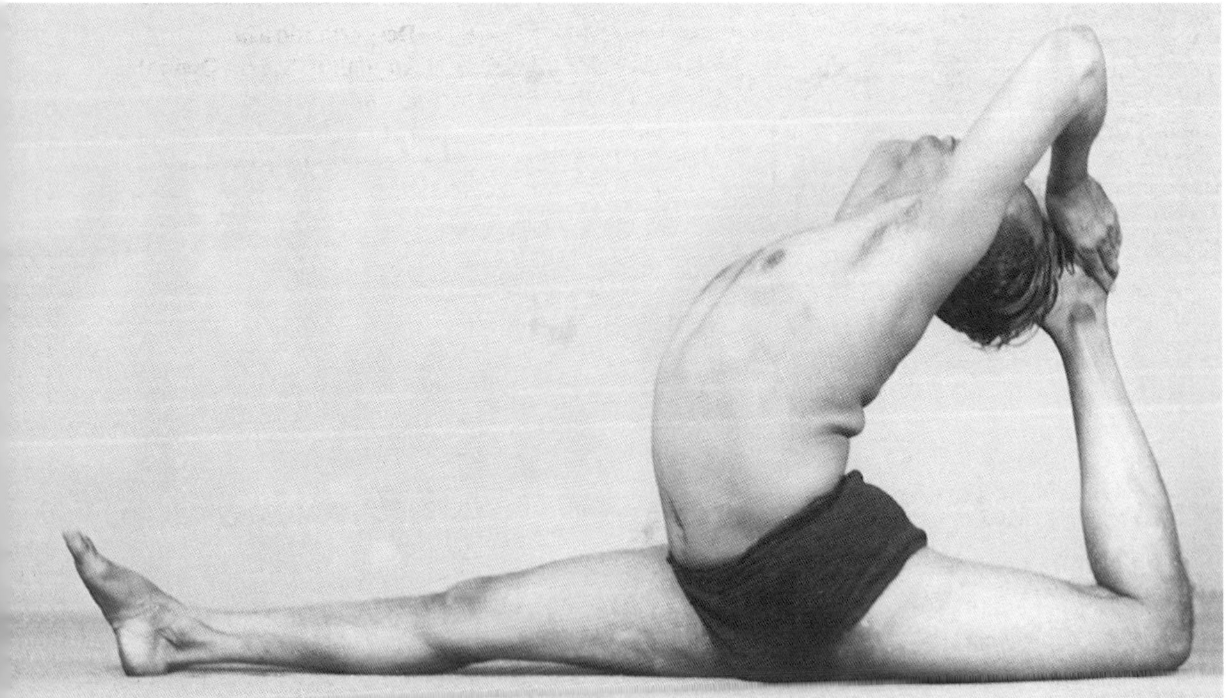

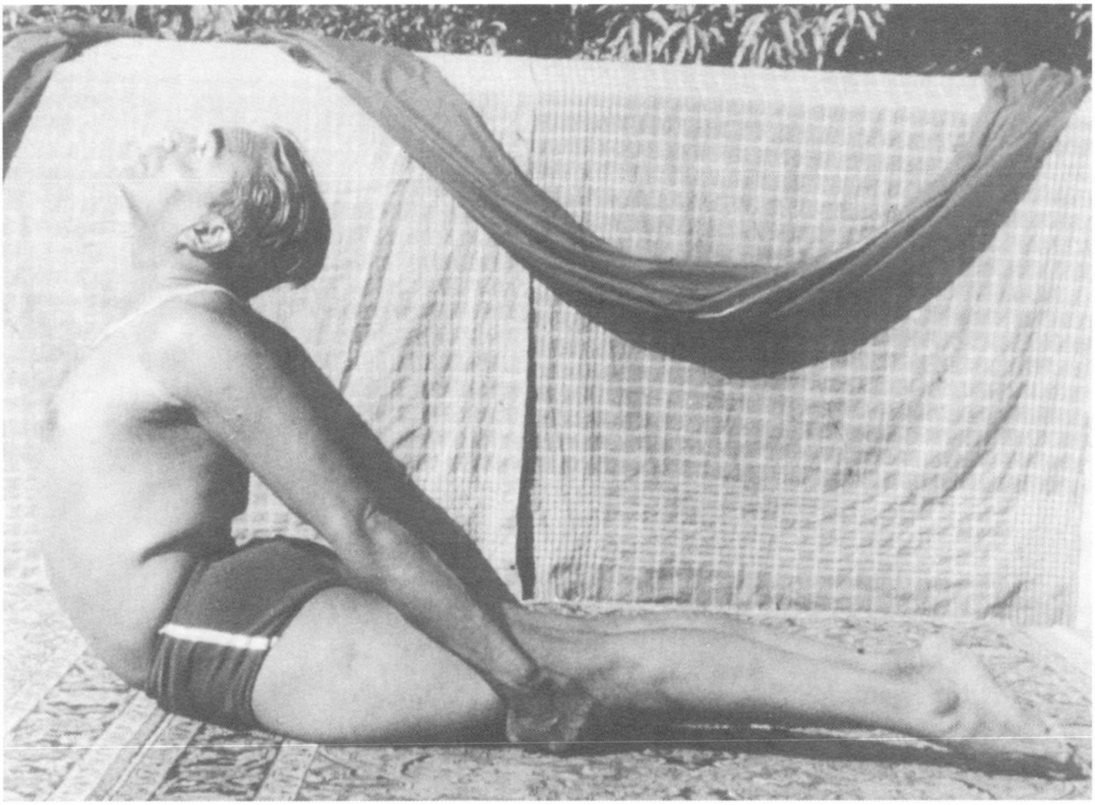

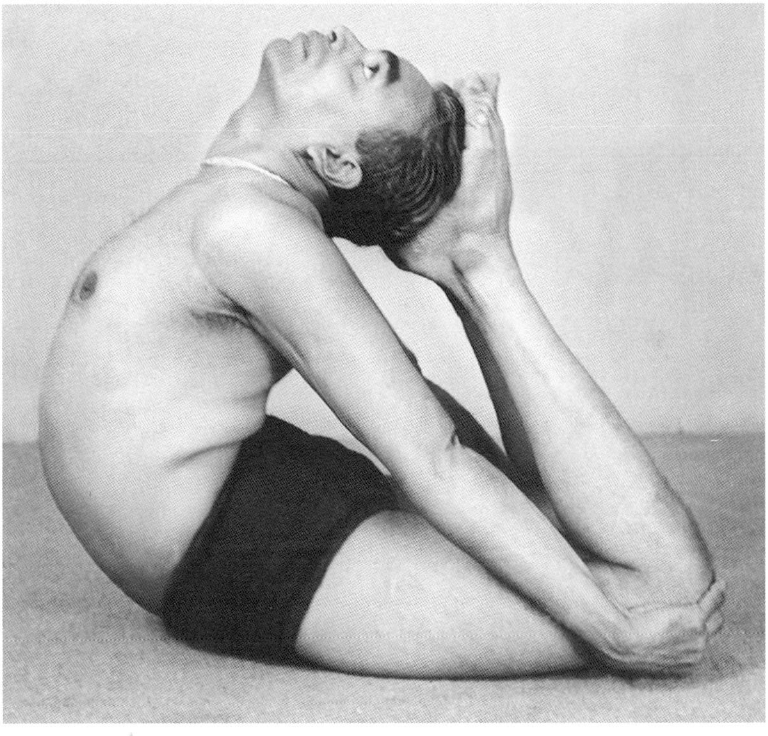

Despertando a la *kuṇḍalinī* (Fuerza Divina) dormida

154 *Bhujaṅgāsana II*

La paloma de la paz

155 *Rājakapotāsana*

Torres piramidales

156 *Gheraṇḍāsana I*

157 *Gheraṇḍāsana II*

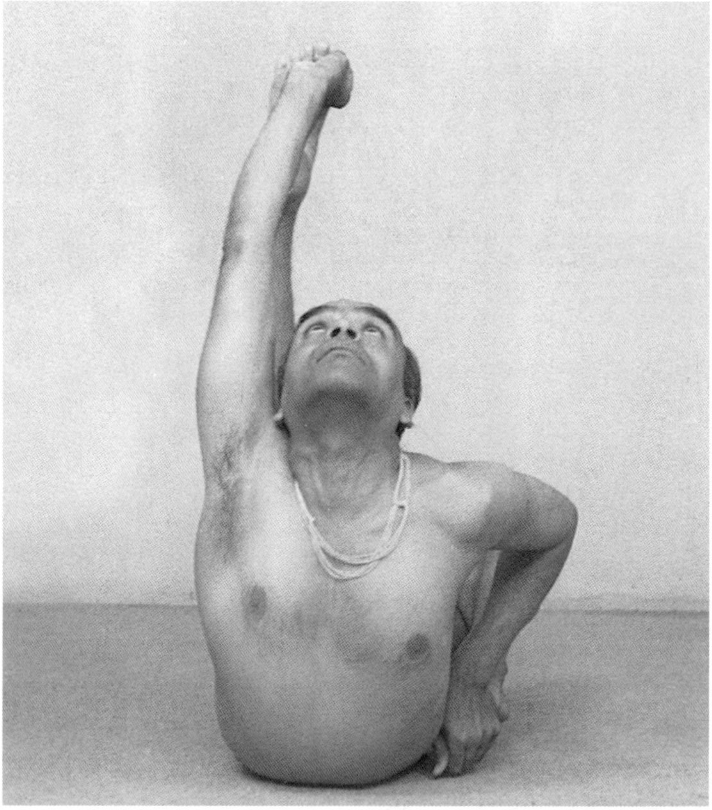

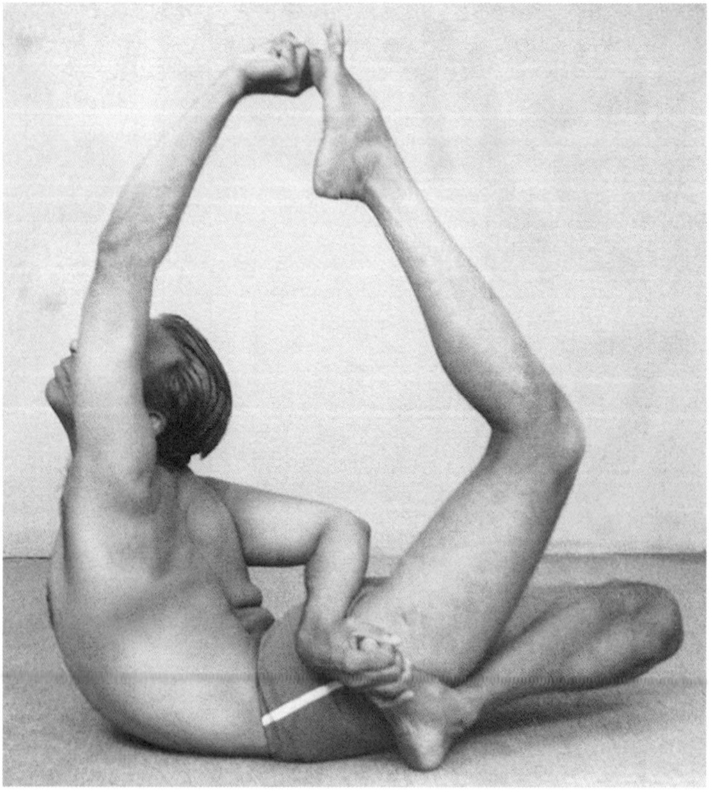

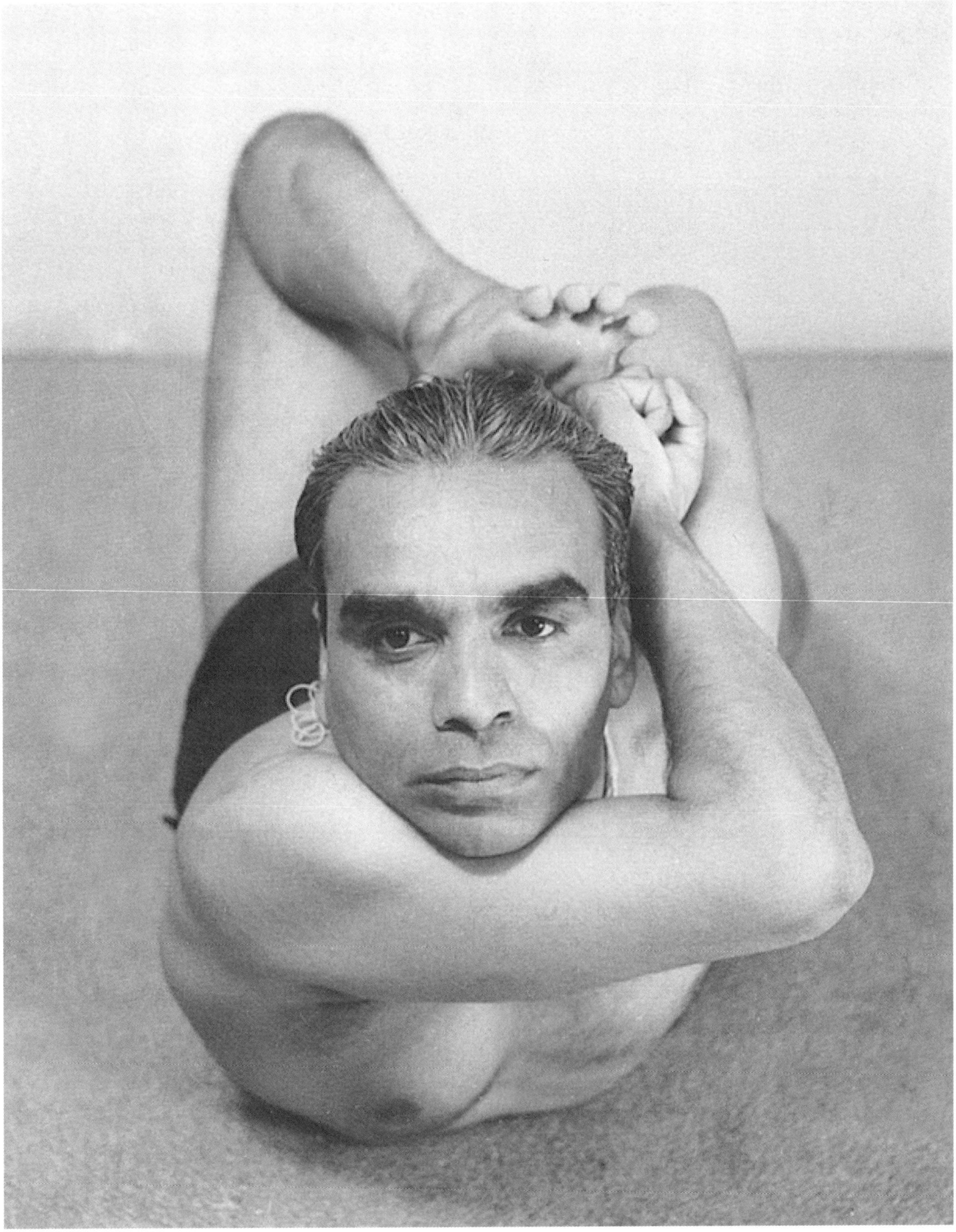

Enigma: ¿dónde empieza y dónde termina?

158 *Gheraṇḍāsana I*

Simbólico *Āuṁ*

159, 160 *Pādānguṣṭha Dhanurāsana*

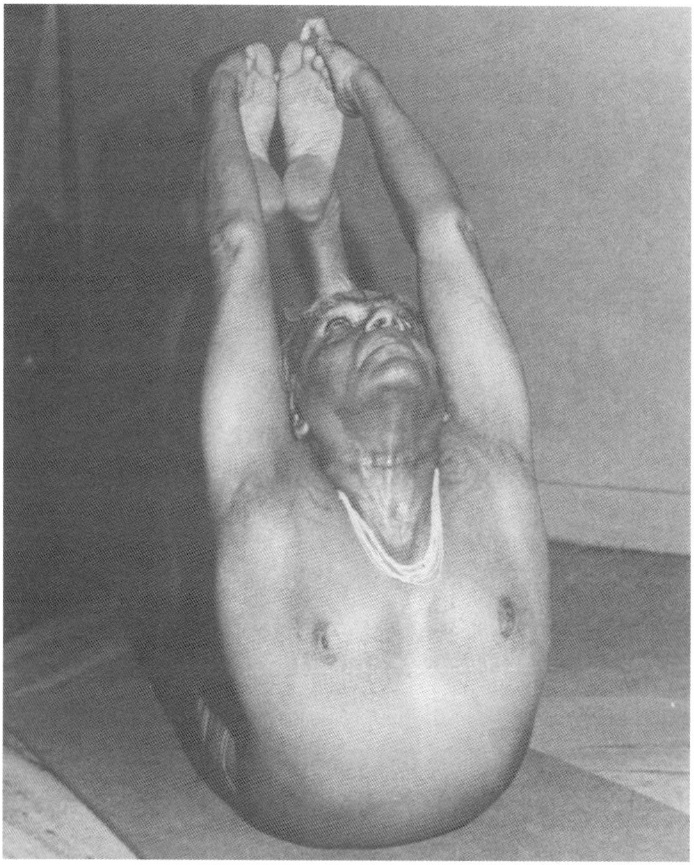

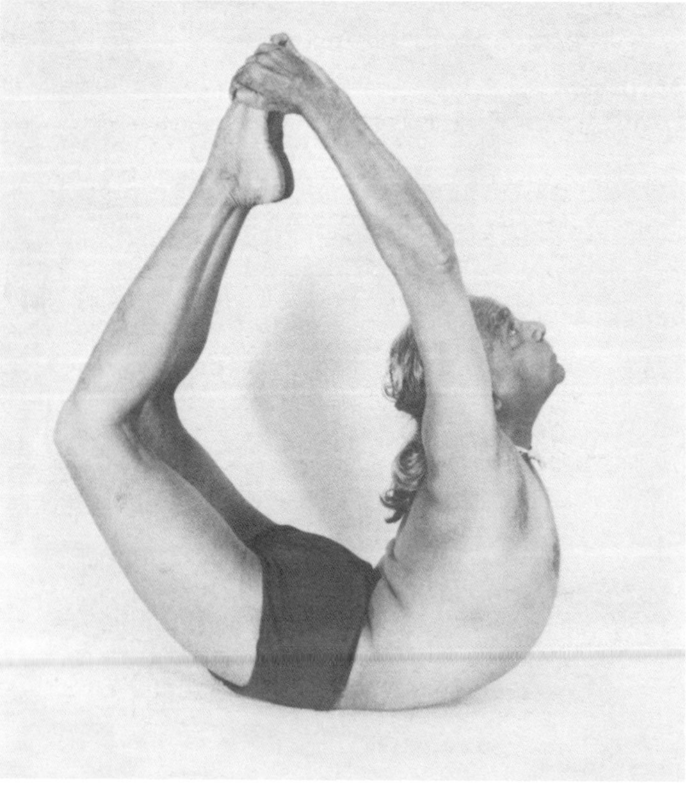

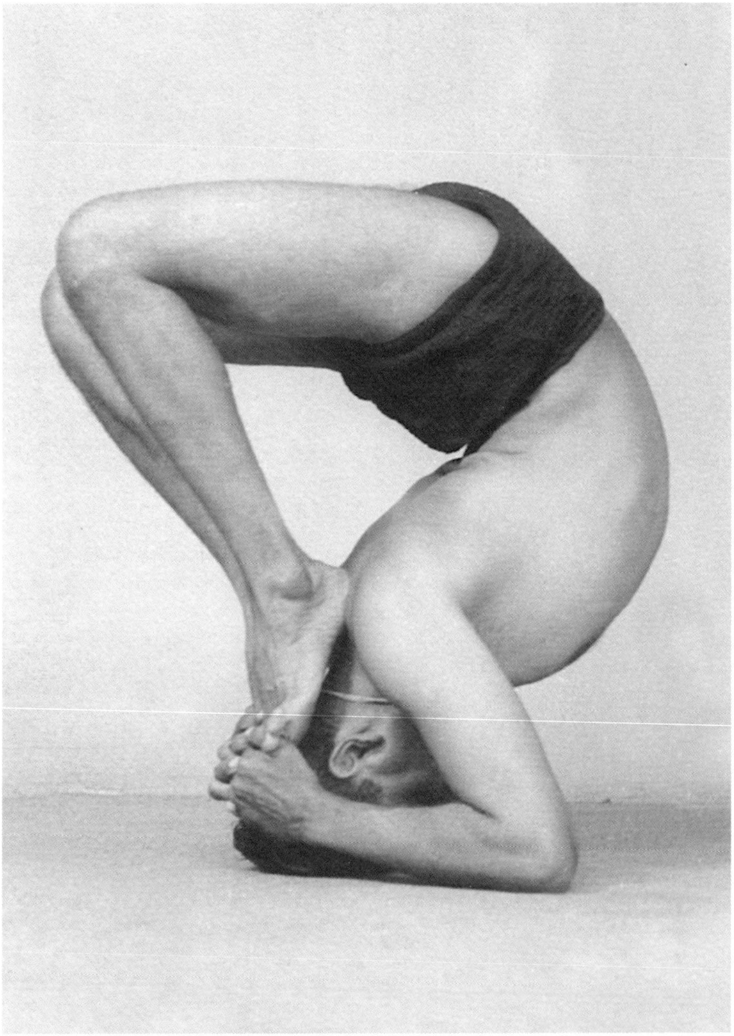

La rueda del destino

161 *Śīrṣa Pādāsana*

Arco iris

162 *Vālakhilyāsana*

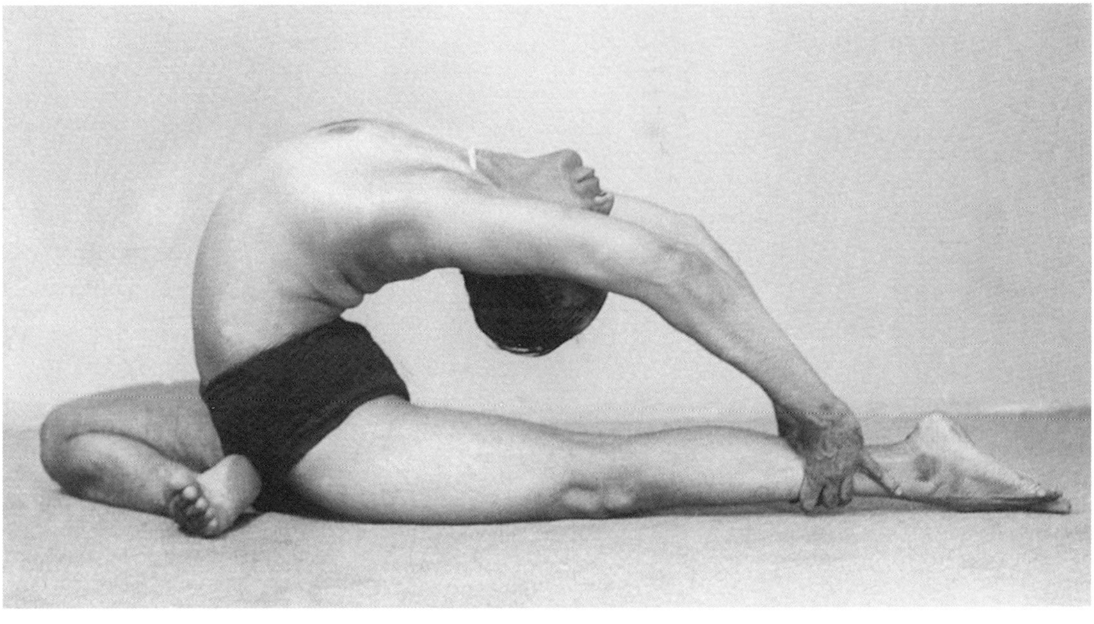

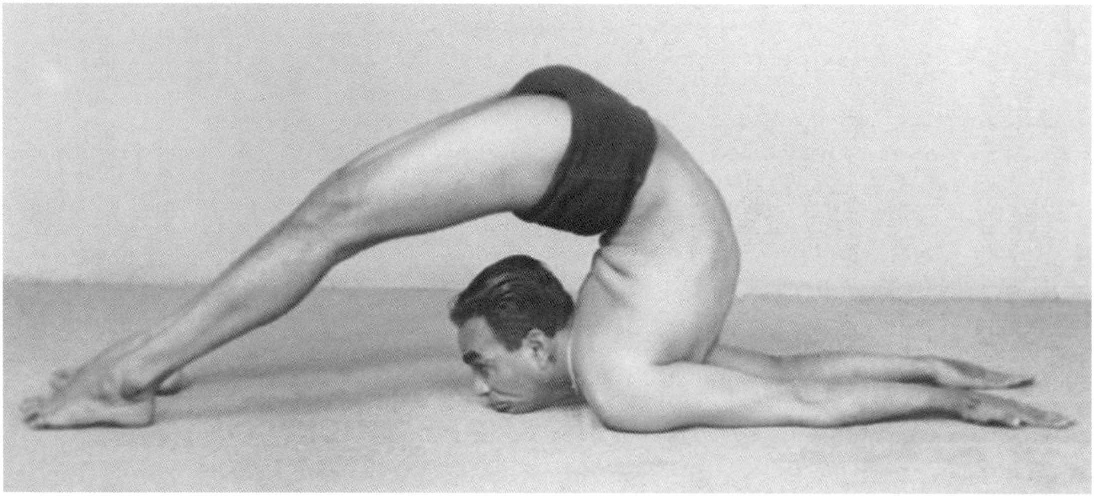

Rayos de la rueda del tiempo avanzando desde lo conocido hacia lo desconocido

163 *Viparīta Śalabhāsana*

La agonía y el éxtasis

164 *Gaṇḍa Bheruṇḍāsana*

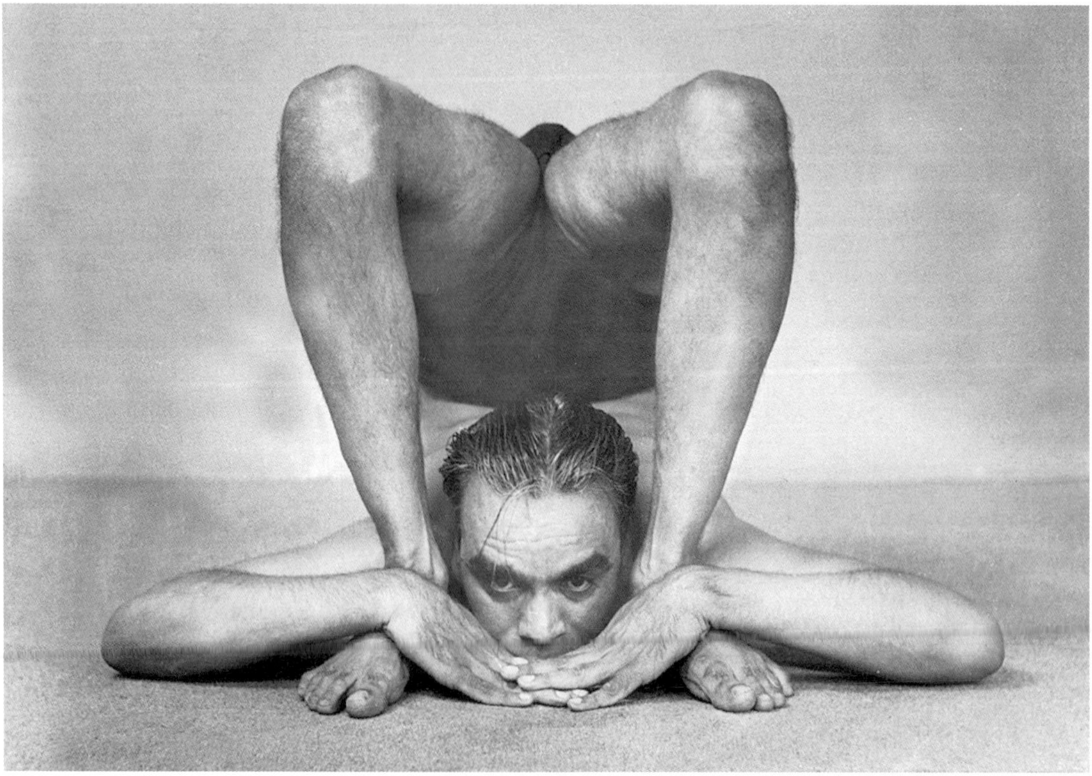

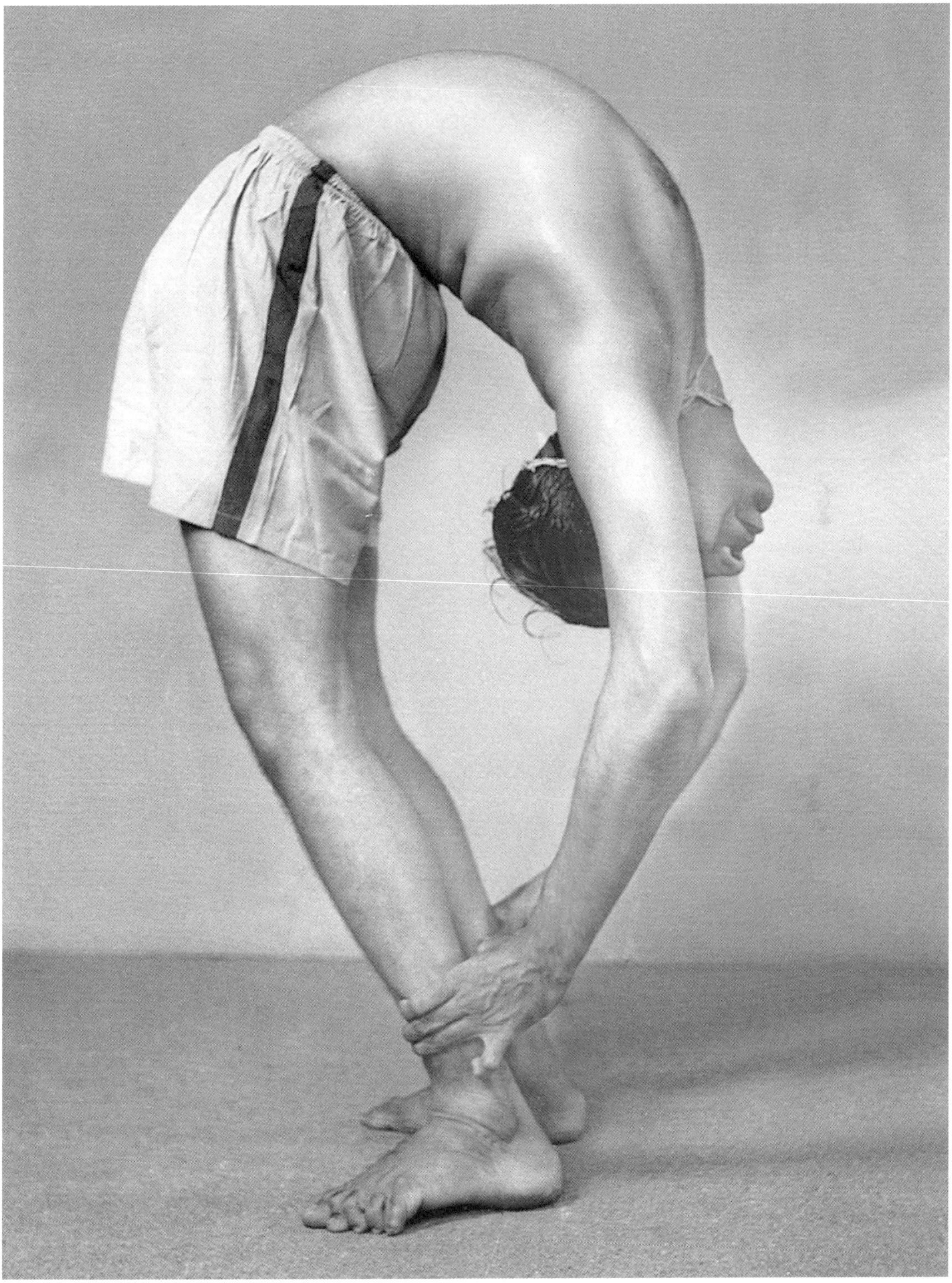

Rendición

165 *Tirieng Mukhottānāsana*

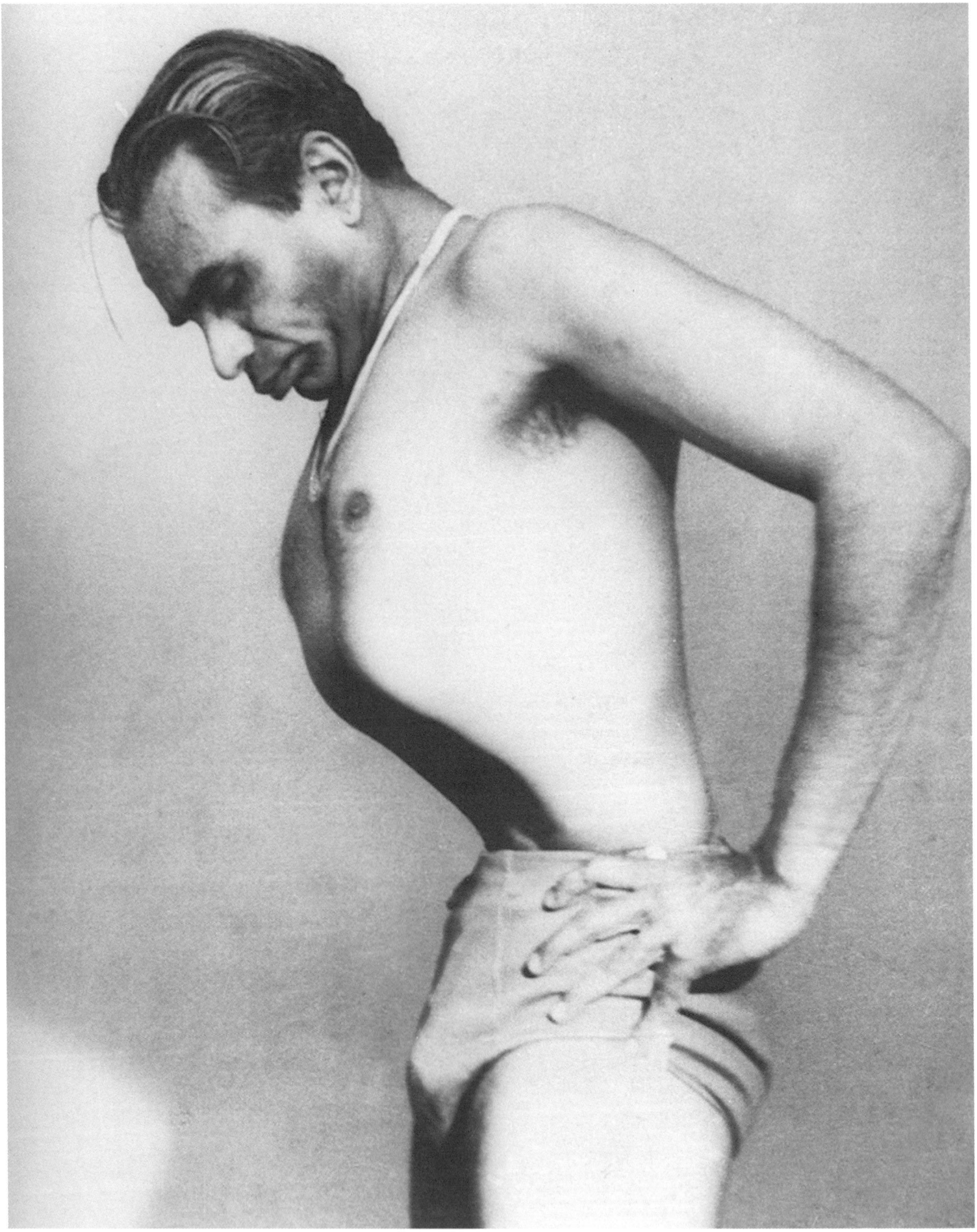

El foso sin fondo

166 *Uḍḍīyāna Bandha*

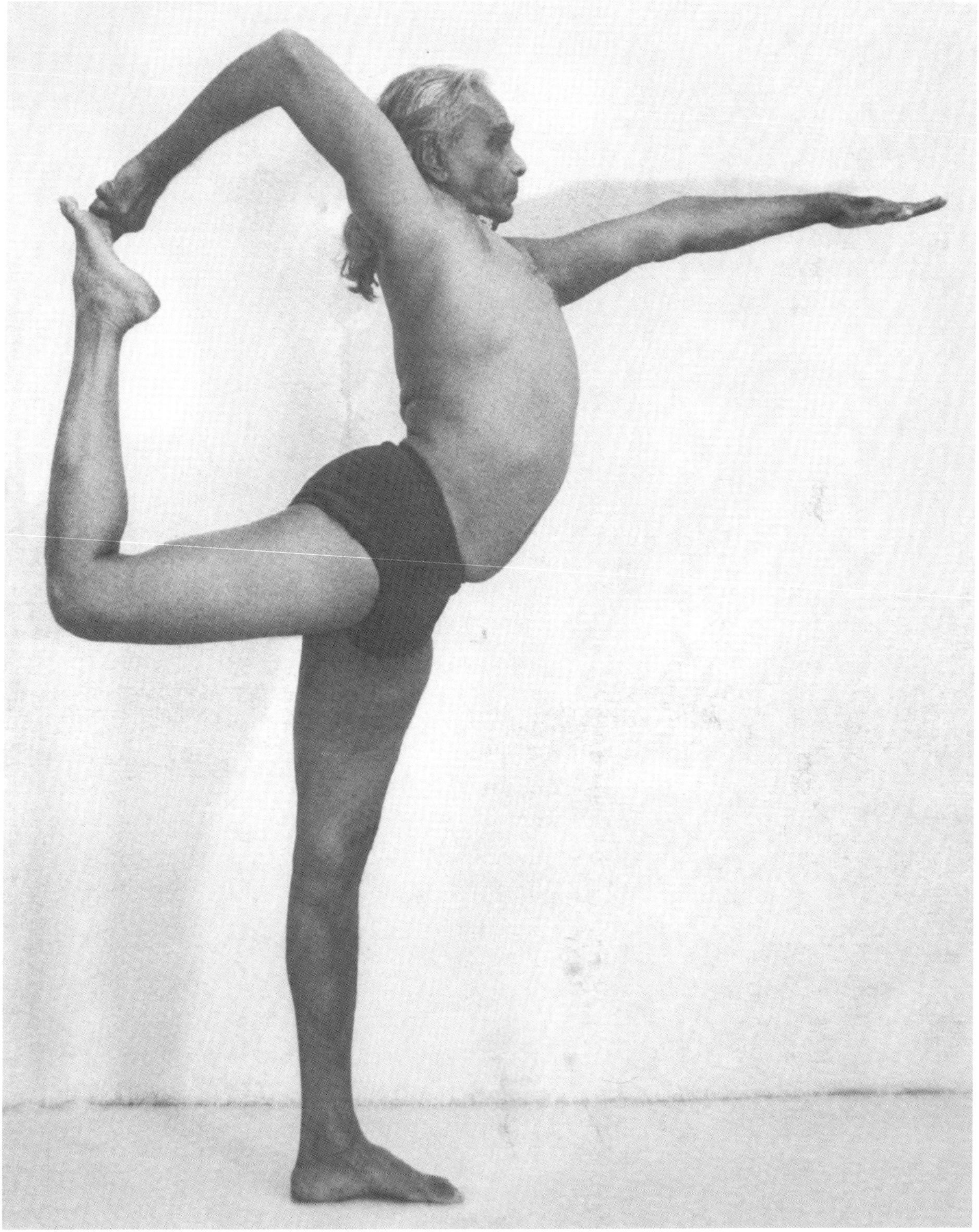

Belleza absoluta

167 *Naṭarājāsana*

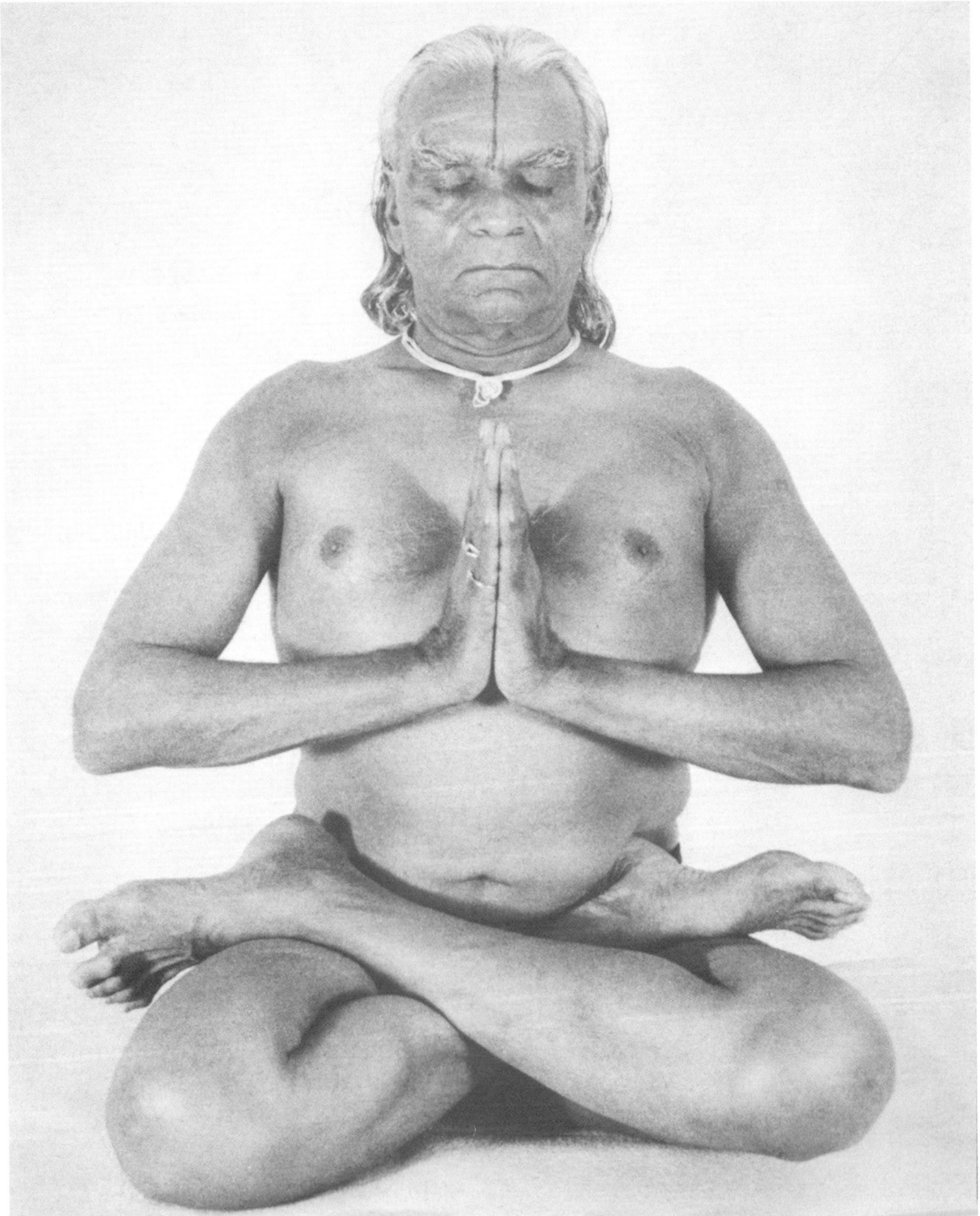

Quintaesencia

168 *Dhyāna*

Otros libros de B.K.S. Iyengar publicados por Kairós

Luz sobre el Yoga
Luz sobre el Prāṇāyāma
La luz del Yoga
Luz sobre los Yoga Sūtras de Patañjali
El árbol del Yoga
Luz sobre la Vida
El corazón de los Yoga Sūtras
La esencia del Yoga – Aṣṭadaḷa Yogamālā (ocho volúmenes)
Yoga para la salud – Ārogya Yoga